なぜ有名人が次々と死んでいるのか？

コロナ・ワクチン安全神話の崩壊

元国税調査官
大村大次郎

ビジネス社

はじめに　～最近、有名人の訃報が多いと思いませんか？～

ここ2～3年、有名人の訃報《ふほう》が非常に多いと思いませんか？

2023年には、坂本龍一さんや谷村新司さん、八代亜紀さんなど一時代を築いたビッグネームが相次いで亡くなられました。

今年（2024年）に入ってからも、俳優の西田敏行さん、漫画家の鳥山明さん、声優のTARAKOさん、大相撲の曙さん（元横綱）など、誰もが知っているような有名人が何人も亡くなっています。

しかも、まだ死ぬには早すぎるけっこう若い人たちが多いのです。

最近、有名人の訃報が多いのは「たまたま訃報が重なっただけ」という人もいますし、社会が高齢化しているせいだ、という人もいます。

しかし、本当にそうでしょうか？

テレビや新聞は、有名人の訃報は流すけれど、なぜ多いのかを検証したり、分析するようなことは決してありません。まるで、そこだけは触れてはいけないタブーになっているかのように、なぜか「有名人の訃報が増えた理由」についてはスルーされてきたのです。

テレビのワイドショー番組などは、有名人の訃報はいつも大々的に取り上げますし、定番コンテンツになっています。これだけ訃報が増えていたら、「この訃報の数は異常だ」ということに、テレビマンたちは嫌でも気づいているはずです。にもかかわらず、まったく触れようとしないのです。

政府にしても同様です。国が、昨今の有名人の死亡が多いことの原因を調査したりするような気配はまったくありません。調査どころか、言及することさえまったくありません。

ところで筆者は元国税調査官です。

国税調査官というのは、納税者のデータを分析し税金をきちんと納めているかどうかを調査するのが仕事です。そのため物事をデータで分析してみるという職業上のクセがあります。

「有名人の訃報が多い」

となると、どうしても、

「なぜ最近、有名人の訃報が多いのか？」

「本当に有名人はたくさん死んでいるのか」

ということを具体的にデータで調べてみたくなります。

また、有名人の死亡が本当に多いのかどうかを調べるのは、社会的にも必要な分析だと思われます。

だから、その分析をしてみようというのが本書の趣旨です。

本書を読み進めるのは、けっこう辛いものがあるかもしれません。この国の絶望的な状況を見ることになるからです。

しかし、自分や家族の命を守るためには、今、日本で何が起きているのかを知る必要があると筆者は思います。

第1章　なぜ有名人の訃報が異常に多い？

第2章 有名人の重病者が続出

第3章 なぜコロナ・ワクチンのデータは公表されないのか？

第4章　政治家、官僚、製薬会社、ＷＨＯの無責任さ

第5章 なぜコロナ・ワクチン被害は報じられないのか？

第6章 なぜ国はコロナ・ワクチンの健康調査をしないのか？

第1章

なぜ有名人の訃報が異常に多い？

ザ・ベストテン出演者の死亡が激増している

本書は最近の有名人の訃報が多い原因を探るというテーマです。しかし、有名人の死亡を計測するのは、けっこう難しいハードルがあります。

まず問題となるのが、有名人の定義です。定義をきっちり決めておかないと、計測ができないからです。定義をあいまいにしていれば、自分の主張に沿ったデータだけをピックアップしたりもできるからです。

こういう問題に関しては、定義をきっちりしておかないと、いくら「有名人の死亡が多い」と主張しても、**「ただの勘違い」**として済ませられてしまうからです。

とりあえず、有名人というのはあいまいすぎるので、芸能人でくくってみることにしました。ただ「有名人＝芸能人」と解釈するとしても、どこからどこまでが芸能人かという定義がまた難しいのです。

たとえば歌手であっても、テレビやラジオにも出まくっている人もいれば、地方のクラブなどを回っている人もいます。事務所に所属している人だけじゃなく、フリーの人、またはかつては事務所に所属していたけれど今は所属していない人なども、芸能人として活動していたりもするのです。

また母数が大きすぎる場合は、死亡数の把握が難しくなります。たとえばタレント名鑑を元にすると、1万人以上の芸能人が載っていますので、その年の生死をすべて把握するのは難しいのです。芸能人といってもすべての人の訃報が報じられるわけではなく、人知れずひっそり死んでいる人もいるからです。

なので、とりあえず最初は誰もが知っているような「スター」と呼ばれる芸能人に的を絞ってデータを集めてみたいと思います。

まずは「スター」の明確な基準を決めなければならないのですが、「ザ・ベストテン」に出演経験のある人をその基準にしたいと思います。

「ザ・ベストテン」は、1978年から1989年までTBSで放送されていた人気歌番組です。この番組に一度でも出演した人は、スターと言っていいでしょうし、おそらく死亡した場合は、訃報が出ているはずだと思われるからです。

また「ザ・ベストテン」の出演者は、ほとんどが現在40代から70代です。亡くなるのは少し早いという年齢です。そういう方々がどのくらい亡くなっているかで、日本の高齢化との関係も見えてくるからです。

２０１８年以降で「ザ・ベストテン」出演者で死亡された方の数は以下の通りです。

２０１８年　１名
２０１９年　０名
２０２０年　２名
２０２１年　０名
２０２２年　６名
２０２３年　６名

これを見ると、２０１８年から２０２１年までは、毎年多くても１人か２人しか死亡されていないのに、２０２２年と２０２３年はいきなり６名ずつになっています。急に死亡者が増えたことがわかります。

率にすると６００％以上の激増です。この死亡者の増え方は、かなり異常だと言えるでしょう。

「最近、有名人の訃報が多い」

というのは、勘違いや錯覚ではなく、実際のデータにも出ているのです。

まだ若い人が次々に

次に死亡年齢と死因を見てみましょう。

2018年　1名

5月　**西城秀樹**さん　63歳　急性心不全

2020年　2名

5月　**浅野孝巳《たかみ》**さん（ゴダイゴ）　68歳　虚血性心不全

6月　**黒川照家《みつや》**さん（1986オメガトライブ）　68歳　敗血症

2022年　6名

6月　**葛城ユキ**さん　73歳　腹膜がん
7月　**嵐ヨシユキ**さん（横浜銀蝿）　67歳　肺炎
11月　**渡辺徹**さん　61歳　敗血症
12月　**笠**《りゅう》**浩二**さん（C-C-B）　60歳　脳梗塞
12月　**田中裕二**さん（安全地帯）　65歳　脳内出血
12月　**高見知佳**さん　60歳　がん性腹膜炎

2023年　6名

1月　**高橋幸宏**さん（YMO）　70歳　誤嚥性肺炎
3月　**坂本龍一**さん（YMO）　71歳　がん
10月　**谷村新司**さん　74歳　急性腸炎
10月　**もんたよしのり**さん　72歳　大動脈解離
11月　**大橋純子**さん　73歳　食道がん
12月　**八代亜紀**さん　73歳　間質性肺炎

これを見ると、もっとも高齢の人でも谷村新司さんの74歳であり、全員が60代から70代前半までの人です。

現在の日本人男性の平均寿命は81歳、女性は87歳なので、平均寿命よりもかなり早く亡くなっていることになります。つまり、「社会の高齢化により有名人の訃報が増えた」というわけではないのです。

「社会の高齢化」以外の要因で、有名人の死亡が増えているのです。

そして死因を見ると、新型コロナは1人もおらず、がんが多いことがわかります。つまり有名人の死亡の増加は、新型コロナが要因でもないということです。

これまでのデータを整理しますと、「ザ・ベストテン」出演者の死亡者は、

●2022年以降急に増えているということ

●みな平均寿命よりかなり早く亡くなっている

●死因は新型コロナは1人もいない

ということが言えます。

ただ、18年～23年までの死亡者総数が15名なので母数としては少なく、これだけのデータで「なぜ有名人の死亡者が増えたのか？」などを追究するのはちょっと難しいものがあります。

「たまたまでしょう」と言われてしまう可能性もあるからです。

なので次にもう少し大きい分母で死亡者数を分析したいと思います。

オリコンのチャートイン経験者の死亡状況

前項では、ここ2～3年、有名人の訃報が非常に多いので、その実態をデータとして調査してみたいとして、人気テレビ番組「ザ・ベストテン」の出演経験者の訃報データを調べてみました。

有名人というのは定義があいまいです。恣意《しい》的なデータ抽出にならないように、明確な定義を決めるために、「ザ・ベストテン」の出演経験者という定義にしたのです。すると、

2022年と2023年は明らかに他の年よりも死亡者が増えていて、しかも死亡者全員が日本の「平均寿命以下」であることがわかりました。

が、「ザ・ベストテン」の出演経験者の死亡者は一番多い2022年、2023年でも6名です。データとしてはちょっと少ないので、もう少し範囲を広げ、「オリコンにチャートインしたことがある芸能人」という定義で、この数年の死亡データを調べてみました。

オリコンというのは、1967年から始まったレコード売上に関するランキングデータです。このオリコンにランクインしていれば、それなりに音楽活動をしていた芸能人と言えるはずです。

そして「ザ・ベストテン」出演経験者よりもかなり広い範囲になります。

「オリコンにチャートインしたことがある芸能人」のここ数年の死亡データは次のようになっています。

2018年　**17人**
2019年　**14人**

2020年　**19人**
2021年　**21人**
2022年　**23人**
2023年　**38人**

このデータを見ると、2021年から増加傾向がみられ、2023年は明らかに増加していることがわかります。

「ザ・ベストテン」のデータでは、2022年と2023年に死亡が急に増えていました。まったく一致するわけではありませんが、ほぼ同様の傾向がみられるといえるでしょう。

近年、「有名人の訃報が多い」というのは、勘違いではなく実際にデータとしても表れていることなのです。

ところで「ザ・ベストテン」の出演経験者の死亡者は、平均年齢がかなり若いのです。ではオリコンチャートイン者はどうなっているかというと、2023年の死亡者の平均年齢は以下の通りです。

男性63歳
女性59歳

これは、自殺が疑われる死因や事故死などを除いた死亡者の平均年齢です。

日本人の現在の平均寿命が男性81歳、女性87歳なので、2023年の芸能人の死亡データでは、明らかに若くして亡くなっている人が多いことがわかります。なので、「少子高齢化のために死亡が増えた」わけではないのです。

また2023年の死者38人のうち、新型コロナが原因とされる人はいませんでした。

つまり、ザ・ベストテン出演者の死亡状況を分析したときと同じような傾向、

- **2022年以降急に増えているということ**
- **みな平均寿命よりかなり早く亡くなっている**
- **死因は新型コロナは1人もいない**

といえるのです。

2022年以降に、日本で一体何が起きたのでしょうか?

やはり2021年以降の有名人の死亡が激増

ちなみに、オリコンチャートイン者の死亡状況を2019年から2023年までの5年間を二つに分け、「2019年~2021年の上半期」「2021年後半期~2023年」の死亡者を比較すると次のようになります。

2019年~2021年の前半 39人
2021年後半~2023年 76人

「2019年~2021年の前半」と「2021年後半~2023年」を比べると、どちらも期間の長さは同じなのに、なんと死亡者数で倍近い差があるのです。

なぜ2021年を前半と後半で分けたかと言うと、2021年の中ごろに全国民的な医療行為が行われたからです。

新型コロナ・ワクチン接種です。

筆者は当初から、有名人の訃報が多いのはコロナ・ワクチンが関係しているのではないかと考えていました。詳しくは後述しますが、コロナ・ワクチンというのは新しいタイプのワクチンでありながら、たった数か月でつくられ、長期的な反応はまだ全然わかっていません。そういう危険なワクチンを、日本は全国民的に複数回接種してきました。あまり知られていませんが、日本は国民1人あたりのコロナ・ワクチン接種回数は断トツの世界一なのです。

本来、近年に有名人の死亡者数が急増しているのであれば、まず真っ先にコロナ・ワクチンを疑わなければならないはずです。

しかし、国もマスコミも、コロナ・ワクチンのネガティブ情報に関しては、まったくといっていいほど報じてきませんでした。

これも詳細は後述しますが、コロナ・ワクチンに関してはさまざまな利権が絡んでおり、国やマスコミはめったなことでは批判などできなかったのです（国民から見ればこれほどヤバいことはありませんが）。

だから筆者は、有名人の死亡増加について、まずコロナ・ワクチンとの関連を調べたいと思ったのです。

新型コロナ・ワクチンは、２０２１年から接種が始まり、２０２１年の中ごろに国民の大半が１回目のワクチン接種を終えています。

だから、２０２１年の中ごろで分けて死亡数を比較してみたわけです。

このデータから言えることは、新型コロナ・ワクチン接種前と接種後で、死亡者の数が倍近く増えているということです。

オリコンチャートに掲載されたことがある人というのは、ほとんどが音楽関係の芸能人です。そして音楽関係の芸能人は、コロナ・ワクチン接種率が非常に高いのです。

なぜなら音楽活動では、コロナに感染するとコンサートが中止になったり、レコーディングで共演者に迷惑がかかったりするので、コロナのワクチンを接種するのがマナーのようになっていたのです。

このように、「ザ・ベストテンの出演経験者」「オリコンにチャートインしたことがある人」を定義にして、死亡者データを分析したところ、２０２１年後半期以降に死亡が増えていることが明確に出ています。

特に、2022年と2023年には例年より大きく死亡者数が増えています。

この「オリコンにチャートインしたことがある人」のデータは、人数も多いので若干の漏れや集計ミスはあると思われます。過去にオリコンに入っていた人は、明確なデータが残っていないことがあるからです。が、だいたいの流れは捉えているものと思われます。

俳優や声優のくくりでデータを集計しても、おそらく似たような結果が出るでしょう。

章末に、「オリコンにチャートインしたことがある人の死亡者」のデータを掲載しておりますので、もし興味のある方はぜひ追跡調査をしてみてください。

日本人全体でも2021年後半から死者が激増している

前項まで、芸能人の死亡者が2021年後半以降に激増していることを確認しました。

では日本国民全体の死亡者数は、どうなっているのでしょうか？

国民全体も、芸能人と同様の推移を示しているのでしょうか？

次はそれを追究してみようとます。

次ページの表が、昨今の日本人の死亡者数です。

これを見ると、2017年から2019年までは毎年2万人~3万人、死亡者が増えていることがわかります。日本の高齢者の増加割合を考えますと、おおむね普通の状態だといえます。

が、2020年は、なんと前年よりも死亡者数が少なくなっています。2020年というのは、新型コロナが流行し始めた年です。これは、高齢者が自粛生活をし、風邪などの感染症などにかからなかった影響だと見られています。

その翌年の2021年は、前年よりも7万人近く増えており「激増」といえます。これまで2~3万人しか増えていなかった死亡者がいきなり倍以上に増えているのです。20

日本国民の死亡者数

年	死亡数	前年比増加数
2017	1,340,567	32,409
2018	1,362,470	21,903
2019	1,381,093	18,623
2020	1,372,755	-8,338
2021	1,439,856	67,101
2022	1,569,050	129,194
2023	1,575,936	6,886

厚生労働省統計より

２０年の死亡が減った反動があったとしても、この増え方は大きすぎます。

そして２０２２年は、その２０２１年からさらに大きく死亡者数が増えています。前年よりも約13万人も増えているのです。

21年が前年より異常に増えているのだから、本来であれば22年はその反動で死亡者が減るのが自然な流れです。にもかかわらず、例年の約5倍も増えているのです。これは明らかに異常値だと言えます。

しかも、23年もさらに増えているのです。

21年と22年は死亡者が増加したのだから、23年は死亡者が大きく減っていなければならないはずです。にもかかわらず、23年は22年よりもさらに増えているのです。

この状態は明らかに異常であり、**「日本人が謎の大量死を起こしている」**ということがいえるはずです。

そして、このデータは、ザ・ベストテン出演者やオリコンチャートイン経験者の死亡数データで分析してきた有名人の死亡状況とほぼ一致します。

２０２１年の後半から２０２３年にかけて、有名人が異常に多く死亡しており、日本国民全体でも死亡者が異常に増えていると言えるのです。

武見厚生労働大臣は「調査の必要なし」

２０２１年以降の日本人の死亡者の増加については、科学的に見ても「異常値」ということになっています。というのも２０２２年、２０２３年は国立社会保障・人口問題研究所が発表していた死亡数の推計値よりも、それぞれ10万人、合わせて20万人ほども多いのです。

東日本大震災の犠牲者が約２万人なので、たった２年間で東日本大震災の約10回分の被害を受けたのと同様のことが起きているのです。

国立社会保障・人口問題研究所というのは、厚生労働省がつくっている日本の人口問題を研究する機関です。さまざまなデータを集積し、日本の今後の人口の推計値を調査している、いわば日本でもっとも権威のある「人口推計」をしているところです。しかも、厚生労働省の管轄下にあるのです。

その日本で最高峰の人口問題研究所が推測していた死亡数よりも、２０２２年～２０２３年は約20万人も死亡が多いということです。

ほかの年でこれほど人口問題研究所の推計値と現実の死亡者数の乖離《かいり》がある年はありません。２０２２年と２０２３年だけが、異常な値を示しているのです。

この件について、２０２４年6月25日の武見敬三厚生労働大臣（当時）の記者会見において、元国会議員秘書でジャーナリストの藤江成光氏が、「超過死亡についてどう思うか」という質問をしました。

武見厚生労働大臣は、

「人口の推計方法にはいろんな方法がある」

「日本は高齢化が進んでいるので、特に異常な数値だとは思わない」

と答えました。

「高齢者が増えたから死亡者が増えた」わけではない

が、この武見大臣の弁は、まったく的をはずしたものです。

日本は高齢化が進んでいると言っても、この2～3年で急に高齢者が増えているわけではありません。毎年、徐々に増えているのです。

次ページ表は、日本の高齢者の推移です。

これを見ればわかるように、日本の高齢者というのはゆるやかにしか増えていないのです。だから本来であれば死亡者数もゆるやかにしか増えないはずです。

しかし、この2～3年は、急に死亡者が増えているのです。明らかに、この2～3年の日本人の死亡者増は異常なのです。

ためしに、2019年と2023年の高齢者数と死亡者数を比較してみましょう。

その下の表を見てみてください。

これを見ると、高齢者人口は約1％しか増えていないにもかかわらず、死亡者は14・5％も増えていることがわかります。

武見厚生労働大臣の言うような「高齢化が超過死亡の原因」ではまったくないのです。

また芸能人が、2021年後半以降に急激に死亡していることを見ても、武見厚生労働大臣の弁明はまったく当たっていないのです。

「日本人の健康において何か重大な事象が起きている」

高齢者（65歳以上）の推移

年	高齢者数	増加率
2017	3513万人	1.6%
2018	3556万人	1.2%
2019	3588万人	0.9%
2020	3603万人	0.4%
2021	3621万人	0.5%
2022	3624万人	0.1%
2023	3623万人	-0.02%

2019年と2023年の高齢者数の比較

年	高齢者数	増加率
2019	3588万人	
2023	3623万人	0.9%

2019年と2023年の死亡者数の比較

年	死亡者数	増加率
2019	138万人	
2023	158万人	14.5%

厚生労働省統計データより著者が算出

としか考えられないのです。

しかし武見厚生労働大臣は、「まったく調査の必要なし」と答えているのです。

全世代の死亡率が急上昇している

「高齢者が増えているから死者が増えている」

という武見厚生労働大臣の言葉が、いかに根拠がないかということをもう少し掘り下げたいと思います。

日本の全世代で死亡率が、コロナ・ワクチン接種前後でどうなっているかを検証してみました。

次ページの表は、２０１９年と２０２２年の世代別の死亡率を比較したものです。本当はほかのデータと揃えるために２０１９年と２０２３年の比較をしたかったのですが、２０２３年のデータはまだ発表されていなかったので、２０２２年のデータを使いました。

このデータは「死亡者数」の増減ではなく、「死亡率」の増減です。人口あたりの死亡者がどれだけ増えているかを示しているものです。「高齢者の数が増えたかどうか」は関

年齢別・2019年と2022年の死亡率
（10万人あたりの死亡者数）の比較

年齢	2019年	2022年	増加率
15~19歳	20人	23人	15%
20~24歳	32人	34人	6.3%
25~29歳	33人	35人	6.1%
30~34歳	38人	44人	15.8%
35~39歳	59人	61人	3.4%
40~44歳	90人	92人	2.2%
45~49歳	143人	147人	2.8%
50~54歳	228人	230人	0.9%
55~59歳	355人	353人	-0.1%
60~64歳	560人	562人	0.4%
65~69歳	913人	918人	0.5%
70~74歳	1,358人	1,529人	12.6%
75~79歳	2,262人	2,393人	5.8%
80~84歳	4,173人	4,313人	3.4%
85~89歳	7,725人	8,079人	4.6%
90~94歳	13,942人	14,735人	5.7%
95~99歳	24,357人	27,366人	12.4%
100歳以上	42,149人	45,666人	8.3%

厚生労働省発表の人口動態調査より著者が算出

係ありません。

これを見ると、ほぼ全世代で死亡率が上がっていることがわかります。高齢者の死亡率の上がり方も異常なものがありますが、高齢者だけが特に死亡率が上がっているわけではなく、全世代的に死亡率が上がっていると言えるのです。

統計学的に言うと死亡率が1％でも上昇するのは、けっこう大きいものです。現代の先進国においては、死亡率は年々低下するのが普通だからです。しかも若い世代の死亡率が上がるなどということは、**「ただごとではない」**のです。にもかかわらず日本では全世代平均してだいたい2〜3％の死亡率上昇となっており、これは異常事態といえます。

これだけ死亡率が上がっていれば、かなり目に見える形で死亡者が増えることになります。

「若い有名人の訃報が多い」

と我々が感じるのも無理はないのです。

繰り返しになりますが、明らかに、ここ2〜3年の日本人は死亡者が多すぎるのです。それが人口動態データからも、はっきり読み取れるのです。

２０２１年から指摘されていた〝超過死亡〟

日本で起きている**〝謎の死亡激増〟**は、実は２０２１年の時点ですでにネットなどでは問題視されていました。

２０２１年の夏ごろから、人口動態では「超過死亡」が異常に増加がしており、ネットなどではかなり騒がれていたのです。

超過死亡というのは、毎年予想される死亡者数を超えている死亡数値のことです。ざっくり言えば**「例年と比べてどれだけ死亡者が多いかを示すデータ」**です。超過死亡が多ければ、例年と比べて死亡者が多いということになるのです。

この超過死亡が、数万人単位で記録されていたのです。こういうことは大地震などの大災害があったときでも、なかなか起こらないことです。

超過死亡が増えているということは、２０２１年５月くらいからすでに言われていました。朝日新聞も「２０２１年７月までの超過死亡が記録的だ」と記事にしています。しかしこの記事では、なぜか原因については深く追究していませんでした。

２０２１年というのは、ご存じのように新型コロナ・ワクチンの接種が始まった年です。この年の2月から医療従事者、4月からは65歳以上の高齢者、6月からは18歳以上のすべての大人に接種が行われました。

そして新型コロナ・ワクチンは、通常10年以上かかるワクチン開発を、わずか数か月で行った突貫ワクチンです。長い年月をかけて安全性が確認されているわけではありません。長期的にどんな影響が出るのかは、誰も知らないのです。

だからワクチンを打ち始めたと同時に、死亡者が急増しているのであれば、まずはワクチンを疑うべきです。それなのに政府もマスコミも、超過死亡の原因がワクチンではないかという話題には一切、触れませんでした。

２０２１年の年末になると、超過死亡の増加はさらに明確になってきました。

２０２１年12月10日、日経新聞に超過死亡の記事が掲載されています。

その記事によると、「２０２１年9月までの日本の人口動態では、約6万人の超過死亡が出ている。これは東日本大震災の２０１１年を超える数値であり、戦後最大となっている」ということです。

つまり、２０２１年の日本は9月の時点で、すでに例年よりも6万人も多くの人が死んでいるわけです。

東日本大震災は戦後最大の自然災害です。この東日本大震災を超える大災害が2021年の日本で何かありましたでしょうか？

当時、この期間の新型コロナでの死者は約1万2000人でした。

なので残りの4万8000人はなぜ死亡したのだ？　ということになります。

この日経新聞記事によると、超過死亡6万人の死因の内訳で一番多いのが新型コロナで1万2000人。次が「老衰」で約1万1000人。その次が心疾患で約7000人となっています。

日本人の死因1位であるがんは、あまり増えていません。

老衰というのは、特に重い病気だったわけではない高齢者が急に死亡したときに「死因」とされるものです。高齢者がよくわからない原因で急に心臓が止まり、死亡した場合も、「老衰」とされることが多いようです。

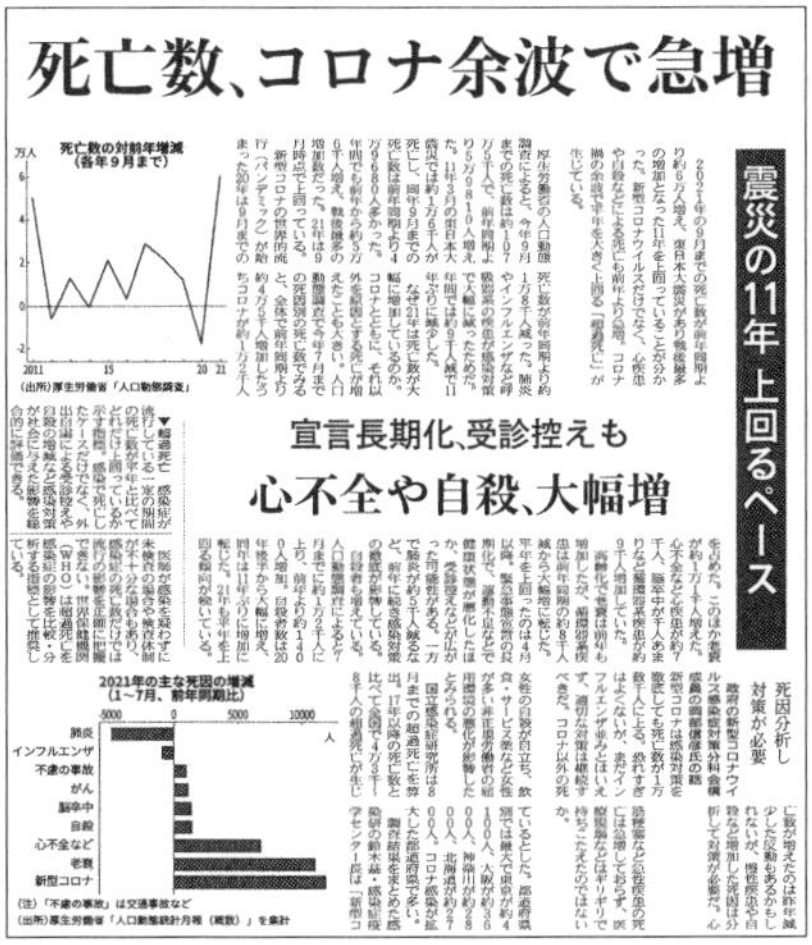
死亡数、コロナ余波で急増

震災の11年 上回るペース

2021年の9月までの死亡数が前年同期より約6万人増え、東日本大震災があり戦後最多の増加となった11年を上回っていることが分かった。新型コロナウイルスだけでなく、心疾患や自殺などによる死亡も前年より急増。コロナ禍の余波で平年を大きく上回る「超過死亡」が生じている。

宣言長期化、受診控えも

心不全や自殺、大幅増

死因分析し 対策が必要

日経新聞2021年12月10日付

日経新聞の記事では、ワクチンの影響などにまったく触れられることなく、「新型コロナによる医療ひっ迫が原因ではないか」と結論づけています。しかし医療ひっ迫によって死者が増えたというのであれば、がんの死亡者が多くなるはずです。日本人の「死因」で一番多いのはがんですし、がんは検査や治療が必要な病気ですから、医療がひっ迫したときにもっとも影響を受けるはずです。

しかし、がんによる死亡はあまり増えておらず、老衰、心疾患が急激に増えているのです。また老衰は医療の力で防げる死因ではありませんので、老衰が増えたのは医療ひっ迫が原因では絶対ないはずです。

だから、日経新聞の言う「医療のひっ迫が超過死亡の主要因」という説は、明らかにおかしいのです。

老衰も心疾患も「急死」するケースが多いのです。つまりは2021年の日本人は「急死する人」が異常に増えているといえるのです。

また、朝日新聞も日経新聞も「コロナ・ワクチンの影響についてまったく触れていないこと」は、やはり異常だと言わざるを得ません。何度も言うように、突貫工事でつくられたワクチンを多くの国民に接種したのですから、もし死亡数が異常に増えたのであれば、まずここを疑うべきです。にもかかわらず、「コロナ・ワクチンのネガティブ情報」は絶対に報じないのです。

新型コロナでは説明がつかない異常な死亡増

前項で述べたように2021年に戦後最悪の超過死亡を記録しました。そして2022年はさらに大変なことになっていました。

2021年に戦後最悪の超過死亡という記録を出したばかりなのに、2022年はそれを10万人近くも超えたのです。ざっくり計算して2021年と2022年だけで、例年よりも20万人近くも死亡者が増えているのです。日本は2021年以降、**異常な死亡ラッシュ**となっているのです。

このころから、「芸能人やスポーツ選手、声優などに訃報が多い」と言われるようになりました。

この異常な死亡増加は、「新型コロナが原因」と言う専門家も現れましたが、それでは到底説明ができないものでした。

２０２２年の新型コロナでの死者は、約３万人です。だから約７万人が、新型コロナ以外の原因で死亡しているのです。しかも新型コロナでの３万人の死亡というのは、交通事故で死亡しても新型コロナで陽性であれば、新型コロナ死に含められているので、かなり水増しされた数値だといえます。だから７万人を大きく上回る人が、新型コロナとは違う原因で死亡しているのです。

２０２１年の超過死亡については、政府の御用学者たちは「新型コロナによる医療ひっ迫」や「自粛生活による運動不足」などを要因として挙げていました。

しかし２０２２年では、オミクロン株に置き換わったことにより重症化率は低く、病院にひっ迫状態も起きていません。また２０２２年は行動制限などもほとんどされていませんので、運動不足というのも当てはまりません。

では何が原因なのでしょうか？

「２０２１年と２０２２年に超過死亡が激増している」

「２０２１年から始まったものは何か？」

それを考えれば当然、**ワクチンが疑われるべき**です。

しかも、２０２２年の月別の超過死亡を見てみると、２月と８月が突出しているのです。

2月は1万9000人、8月は1万8000人もの人が例年より多く死亡しているのです。これはいずれも東日本大震災の死者数を上回っています。

つまり、2022年2月と8月は、東日本大震災を上回るような大規模な災害が起きたのと同様の現象が生じているのです。

2月と8月に何があったかというと、2月に3回目のワクチン接種が本格化し、8月には4回目のワクチン接種が本格化しているのです。

状況証拠を見るならば、ワクチンは真っ黒なのです。

しかし、国や御用学者やメディアは、超過死亡のことを取り上げることはあっても、ワクチンが原因だとは一切語りません。それどころか調査をする前から「ワクチンのせいでは絶対ない」と断言した御用学者も多数います。大手メディアは、そういう御用学者の意見を垂れ流すばかりなのです。

2022年の時点で国会で追及されていた「超過死亡」

この日本人の死亡激増については、2022年の時点ですでに、国会でも取り上げられていました。

立憲民主党の川田龍平氏が２０２２（令和４）年10月27日、国会の厚生労働委員会でこの超過死亡について「超過死亡とワクチンの因果関係はわかっているのか？」と厚生労働省に質問したのです。

この質問に対して、厚生労働省の回答は「現段階ではワクチンとの因果関係があるかどうかはわかっていない」というものでした。つまり、厚生労働省は、「ワクチンとの因果関係がない」という明確な根拠を持っていないのです。

にもかかわらず、超過死亡とワクチンの因果関係についての調査を行うこともまったくしていません。

超過死亡とワクチンの因果関係を調べるのは、実はそう難しいものではありません。

ワクチン接種者の健康追跡調査をすればいいだけなのです。ワクチン接種者のその後の病歴や死亡率などを調査し、ワクチン接種以前の日本人の平均値と比較すれば、簡単に出てくるはずです。

なぜそれをやらないのでしょうか？

ワクチンを激推進してきた専門家も、「超過死亡とワクチンの因果関係は絶対にない」

などと断言しながら、「調査をしろ」とは絶対に言わないのです。

たとえば、感染症の専門家で神戸大学大学院教授を務める岩田健太郎氏もその一人です。彼は「超過死亡とワクチン接種は全然関係ない」と言い放ち、「超過死亡の原因はワクチン」という論を「デタラメ」「陰謀論」と決めつけています。

かといって、綿密な調査をしろとは言わないのです。もし彼が科学者であるならば、少ない材料でああだこうだ判断するのではなく、綿密な調査をすべきと主張するはずです。それなのに彼は、少ない材料で自分は絶対正しいと主張しておきながら、科学的な調査を行うことは受け入れないのです。

何度も言いますがコロナ・ワクチンというのは、わずか数か月でつくられた突貫工事のワクチンであり、長期的にどんな影響が出るのかは誰もわかっていないものなのです。

にもかかわらず調査もせずに、

「超過死亡の原因がコロナ・ワクチンではない」

と断言するなどというのは、まったく非科学的な考えなのです。もはや**宗教の域**です。

このことだけでも、ワクチン推進者がいかに非科学的で、自分の保身しか考えていないことがわかるはずです。

筆者はワクチン推進者に訴えたいのです。
「なぜワクチン接種後の追跡健康調査をしようとしないのか？」
「なぜワクチン後遺症などの存在をまったく認めようとしないのか？」
と。

このワクチンは時間が経てば経つほど、当初言われていたような有効性がまったくなく、当初想定されていなかった害がいろいろと明るみに出てきました。ワクチンを推進してきた専門家は、自分の立場がどんどん悪くなってきています。

この状態の中で、ワクチン推進者の多くは、自分たちの非を認める方向ではなく、より過激なワクチン狂信に走っています。ワクチンを推進してきた専門家が、いかにニセモノだったのか、ということです。

２０２２年の時点で、東日本大震災級の大災害が10回起こったくらいに、死亡者が増えているのです。この要因について、**国は綿密な調査を行うべき**だったのです。ワクチンとの関連性を徹底的に調べるべきでした。

しかし、国は超過死亡のことはなかったかのように扱ったのです。

そのため前述したように、２０２３年も異常な死亡者増が続いたのです。

■参考資料　オリコンチャートイン経験者の死亡状況の詳細

（★はザ・ベストテン出演経験者）

2018年　17名				
1月	ECD	ヒップホップアーティスト	57歳	死因不詳
	弥吉淳二	ロックミュージシャン	49歳	病死
	いときん	ET-KING	38歳	がん性心膜炎
2月	安井誠一	ヒップホップ（Fla$hBackS）	24歳	死因不詳
	桐嶋直志	ミュージシャン（The Transformers）	年齢不詳	心不全
3月	白石啓太	パーカッショニスト	59歳	死因不詳
	青木裕	ミュージシャン（VOLA & THE ORIENTAL MACHINE）	48歳	急性骨髄性白血病
4月	森雄二	森雄二とサザンクロス	75歳	腎不全
	森田童子	歌手	65歳	心不全
5月	井上堯之	ロックミュージシャン（スパイダースほか）	77歳	敗血症
	★西城秀樹	歌手	63歳	急性心不全
6月	寺尾次郎	ミュージシャン（シュガーベイブ）	62歳	胃がん
8月	水橋春夫	ミュージシャン（元ジャックス）	69歳	心不全
	青山友樹	ミュージシャン（nano.RIPE）	29歳	急性心不全
	坂元真	ドラマー	年齢死因不詳	
9月	渚ようこ	歌手	年齢不詳	心不全
11月	成田賢	歌手	73歳	肺炎

2019年　14名				
1月	佐野つかさ	アイドル（愛夢GLTOKYO）	26歳	全身性エリテマトーデス子および子宮頸がん
	Kei	ロックミュージシャン（Fear, and Loathing in Las Vegas）	年齢不詳	急性心不全

2月	内田正人	ミュージシャン（ザ・キングトーンズ）	82歳	病死
	石塚BERA伯広	ミュージシャン（筋肉少女帯）	53歳	事故死
3月	森山加代子	歌手	78歳	大腸がん
	紫艶	歌手	41歳	病死
	内田裕也	ミュージシャン	79歳	肺炎
	萩原健一	ミュージシャン	68歳	消化管間質腫瘍
4月	WOWAKA	ミュージシャン	31歳	急性心不全
	遠藤ミチロウ	ミュージシャン	68歳	すい臓がん
10月	坂井一郎	演歌歌手	57歳	死因不詳
	田中尚人	ロックバンド（すかんち）	57歳	死因不詳
11月	松本ちえこ	アイドル	60歳	大動脈瘤破裂
12月	イノマー	ロックバンド（オナニーマシーン）	53歳	口腔底がん

2020年　19名				
1月	今川勉	エコーズ	60歳	動脈瘤乖離
	梓みちよ	歌手	76歳	心不全
2月	吉田一彦	デュークエイセス	84歳	肺炎
3月	志村けん	コメディアン	70歳	新型コロナによる肺炎
	加門亮	演歌歌手	61歳	多臓器不全
4月	志賀勝	俳優、歌手	78歳	拡張型心筋症
	相原誠	ダウンタウンファイティングブギウギバンド	68歳?	虚血性心不全
5月	★浅野孝已	ミュージシャン（元ゴダイゴ）	68歳	虚血性心不全
6月	★黒川照家	ミュージシャン（1986オメガトライブ）	68歳	敗血症
7月	安田裕美	ミュージシャン（六文銭）	72歳	大腸がん

	鷹野日南	アイドル(Kiss Bee)	20歳	死因不詳
	三浦春馬	俳優、歌手	30歳	自殺?
	弘田三枝子	歌手	73歳	心不全
8月	曽根川昭雄	ミュージシャン(Only Love Hurts)	52歳?	死因不詳
	岸部四郎	元タイガース	71歳	急性心不全
	マモル・マヌー	元ゴールデン・カップス	71歳	心筋梗塞
9月	ルイズルイス加部	元ゴールデンカップス	71歳	多臓器不全
	月乃のあ	アイドル(ヲルタナティヴ)	18歳	自殺
12月	今井ゆうぞう	歌手	43歳	脳内出血

2021年　21名　前半6人　後半15人				
1月	南正人	レゲエ歌手	76歳	解離性大動脈瘤
	坂本スミ子	歌手	84歳	脳梗塞
3月	村上秀一	ミュージシャン(赤い鳥等)	70歳	脳出血
	和田アキラ	ミュージシャン(プリズム)	64歳	多臓器不全
4月	和泉宏隆	ミュージシャン(元T-Square)	62歳	急性心不全
6月	寺内タケシ	ミュージシャン	82歳	誤嚥性肺炎
7月	中山ラビ	シンガーソングライター	72歳	食道がん
	高橋健二	ジャッキー吉川とブルーコメッツ	83歳	病死
	渡辺善太郎	ミュージシャン(詩人の血)	57歳	すい臓がん
	中野督夫	センチメンタルシティーロマンス	67歳	くも膜下出血
8月	本郷直樹	歌手	71歳	心筋梗塞
	ジェリー藤尾	歌手	81歳	急性肺炎
	三代目笑福亭仁鶴	落語家	84歳	骨髄異形成症候群
	エンディー山口	ピンキーとキラーズ	76歳	慢性閉塞性肺疾患

	西脇久夫	ボニージャックス	85歳	肺がん
9月	大久保一久	フォークシンガー（風）	71歳	急性心臓疾患
	上田知華	シンガーソングライター	64歳	すい臓がん
	白鳥みづえ	歌手	77歳	多発性脳梗塞
11月	菅沼孝三	ミュージシャン（W.I.N.S等）	62歳	大腸がん
	中村貴之	フォークシンガー（NSP）	68歳	肺がん
	Hiro	ロックミュージシャン（te'）	年齢死因不詳	
12月	神田沙也加	歌手	35歳	自殺

2022年　23名				
1月	福間創	ミュージシャン（P-MODEL）	51歳	脳未破裂血栓化大動脈瘤
	大森由佳	元アイドル（スルースキルズ）	33歳	死因不明
	宮野大介	（インビシブルマンズデスベッド）	年齢不詳（40代）	すい臓がん
2月	HIROSHIMA	ミュージシャン（G.I.S.M）	年齢死因不詳	
	西郷輝彦	歌手、俳優	75歳	前立腺がん
4月	中川イサト	フォークグループ（五つの赤い風船）	75歳	慢性腎疾患
	KOJI	ロックバンド（La'cryma Christi）	49歳	食道がん
	小坂忠	ミュージシャン（エイプリル・フール等）	73歳	がん
6月	森田貢	フォークグループ（マイペース）	68歳	急性骨髄性白血病
	★葛城ユキ	歌手	73歳	腹膜がん
7月	★嵐ヨシユキ	ロックバンド（横浜銀蝿）	67歳	肺炎
	山本コウタロー	フォークシンガー	73歳	脳内出血
8月	古谷一行	俳優、歌手	78歳	病死（肺がん）
9月	おおたか静流	歌手	69歳	がん

	矢代恒彦	ミュージシャン（パール兄弟）	62歳	死因不詳
10月	仲本工事	コメディアン、ミュージシャン	81歳	事故死
11月	★渡辺徹	俳優、歌手	61歳	敗血症
12月	水木一郎	歌手	74歳	肺がん
	★笠浩二	ミュージシャン（C-C-B）	60歳	脳梗塞
	★田中裕二	ドラマー（安全地帯）	65歳	脳内出血
	★高見知佳	タレント、歌手	60歳	がん性腹膜炎
	なかやまて由希	シンガーソングライター	62歳	すい臓がん
	由寧	ドラマー（元the GazettE）	43歳?	死因不詳

2023年　38名				
1月	燕真由美	歌手（ザリリーズ）	62歳	脳腫瘍
	★高橋幸宏	（YMO）	70歳	誤嚥性肺炎
	鮎川誠	ロックミュージシャン	74歳	すい臓がん
2月	大城光恵	シンガーソングライター	57歳	乳がん　肺炎
	岡田徹	ミュージシャン（ムーンライダース）	73歳	心不全
	恒岡章	ミュージシャン（Hi-STANDARD）	51歳	死因不詳
	黒崎真音	歌手	35歳	病死
	黒田隼之介	ミュージシャン（sumika）	34歳	死因不詳
	西村香景	一世風靡セピア	61歳	死因不詳
	有賀啓雄	シンガーソングライター	58歳	前立腺がん
	MITOME	ロックミュージシャン （THE STAR CLUB）	年齢死因不詳	
3月	クマ原田	ミュージシャン	71歳	死因不詳
	★坂本龍一	ミュージシャン	71歳	がん
4月	三浦隆一	ミュージシャン（空想委員会）	41歳	大腸がん
	大橋勇武	ミュージシャン	55歳	死因不詳

5月	鈴木康志	シンガーソングライター	67歳	虚血性心疾患
	新井康徳	ロックミュージシャン（BAAD）	55歳	病死
	新美俊宏	ロックミュージシャン（BOWWOW）	66歳	がん
6月	朝倉隆	歌手	71歳	すい臓がん
7月	PANTA	ロックミュージシャン（頭脳警察）	73歳	肺がん
	ryuchell	タレント、歌手	27歳	自殺?
	白田一秀	ロックミュージシャン	60歳	脳出血
8月	ISSAY	ロックミュージシャン（DER ZIBET）	61歳	事故死
	横山SAKEVI	ロックミュージシャン（G.I.S.M）	年齢死因不詳	
	BARA	ロックミュージシャン（SODOM）	60歳?	脳出血
	aki	ロックミュージシャン（Laputa）	52歳	病死
9月	棚橋静雄	ミュージシャン（ロスインディオス）	85歳	多臓器不全
	遠山一	ダークダックス	93歳	慢性心不全、老衰
10月	★谷村新司	ミュージシャン	74歳	急性腸炎
	OLAibi	ミュージシャン	年齢死因不明	
	水城夢子	アイドル（妄想キャリブレーション）	27歳	病死
	★もんたよしのり	ミュージシャン	72歳	大動脈解離
	櫻井敦司	ロックミュージシャン（BUCK-TICK）	57歳	脳幹出血
	HEATH	ロックミュージシャン（X-JAPAN）	55歳	大腸がん
11月	★大橋純子	シンガーソングライター	73歳	食道がん
	KAN	シンガーソングライター	61歳	がん
12月	鈴木孝子	ロックミュージシャン（ピンク・サファイア）	56歳	乳がん
	★八代亜紀	歌手	73歳	間質性肺炎

第2章

有名人の重病者が続出

最近、有名人の急病が多いと思いませんか？

最近、有名人の訃報とともに**「有名人の急病」**のニュースも非常に多いと思いませんか？　毎日のように有名人の誰かしらの急病や活動休止、ライブやイベントを体調を理由に中止するというニュースが飛び込んできます。

芸能人というのは、仕事の一つひとつにたくさんの人が関わり、大きなお金が動くことから、なかなか休めない職種と言われてきました。芸能人は、「親の葬式にも出られない」のが当然とされてきたのです。だから、ちょっとやそっとの体調不良で芸能人が休んだり、活動休止をすることは、これまであまりありませんでした。

しかし最近では、テレビやラジオ、イベントなどを急に欠席し、そのまま長期活動休止になることが非常に多いのです。

そして、昨今の有名人の急病のニュースにはある特徴があります。

「これまで健康だった人が急に重篤な病気になり、数か月にわたる長期の活動休止」「あまり聞きなれない病名、もしくは原因不明の病気」

が非常に多いのです。

こういうことはかつてありませんでした。この2～3年で急に起こり始めた事象です。

この章では、そういう有名人の方々の例をいくつかピックアップしました。

ここに挙げさせていただいている中居正広さん、壇蜜さん、中川翔子さん、佐藤弘道さん（体操のお兄さん）などは、国民の大半が知っているビッグネームの方々です。

このようなビッグネームの方々が、こんなにたくさん短期間で重篤な病気になったことが今まであったでしょうか？

このことを見ても、**2021年からは異常な事態が起きている**といえるのです。

ここに挙げた有名人の方々の症例は、新型コロナ・ワクチンとの因果関係が証明されているわけでありません。またご自身で新型コロナ・ワクチンとの因果関係を否定されている方もおられます。

またここに挙げた有名人の方の病気は、コロナ・ワクチンとはまったく関係ないケースもあるかもしれません。しかしコロナ・ワクチンががんや脳、心臓などの病気を誘発しやすいのではないかということは、すでに学術論文でも発表されています。今の段階で「関係あるかどうか」を明確には判断できないといえます。

何よりも、我々が注目しなければならないのは、重病になった有名人の「多さ」です。
昨今起こりつつある**「明らかに異常な事態」**の事例として、世間の人々が知っておくべき情報であり、皆がこの情報について考えるべきだと思われるので、ここに挙げさせていただきました。

中居正広さん（52歳、タレント）

ここ2～3年で、重病を発した有名人の代表的な人物が中居正広さんといえます。

ご存じ元SMAPの中居正広さんは、2022年7月に急性虫垂炎《ちゅうすいえん》のため入院し、緊急手術を受けました。中居さんは体調を壊すことなどめったにありませんでしたが、突然、強い腹痛に襲われ、我慢できずに自ら救急車を呼んだそうです。

その後、体調が戻らなかったため、仕事を休むようになりました。10月にいったん復帰しましたが、そのときの痩《や》せ方と顔色の悪さが世間を驚かせました。

そして1か月ほど活動を休止すると発表し、休養期間に入りました。結局、年内いっぱいは活動を休止していました。

この中居さんの活動休止に関して、週刊誌などでは「がんではないか」という憶測も流れました。中居さん側は、がんだという発表は一切行っていません。

また中居さんはコロナ・ワクチンを接種していると考えられます。

もちろん中居さん側は、今回の病気とコロナ・ワクチン接種との関係などは一切認めていません。

中居さんは、自身のテレビ番組などで医療専門家を招いてコロナ・ワクチンの特集などもしていました。このとき招かれた医療専門家は、当然のことながら「コロナ・ワクチンは非常に有効、絶対安全」を連呼していました。おそらく、中居さんも自身の番組でコロナ・ワクチンを推奨している以上、また芸能人という仕事柄ワクチンを頻回接種していたものと思われます。

それは当然といえば当然であり、「コロナ・ワクチンの害」というのは、国はなかなか認めないものです。また有名タレントが「コロナ・ワクチンのために病気になった」などとは、そう簡単には言えないものだからです。

が、中居さんが発祥した虫垂炎というのは、2021年9月に公益財団法人・東京都医学総合研究所が発表した論文の中に、「ワクチン接種後に起きる重篤な有害事象」の例として挙げられているのです。

中居さんのほかにも、旧ジャニーズの人気アイドルの病気休養もかなり多く、２０２４年だけでも「Ｋｉｓ‐Ｍｙ‐Ｆｔ２」の二階堂高嗣さんが２０２４年９月から医者の指導により治療に専念すべきということで活動休止、Ａ.Ｂ.Ｃ‐Ｚの橋本良亮さんが、２０２４年６月から「めまいや激しい動悸《どうき》や気分の落ち込み」などで活動休止しています。

壇蜜さん（43歳、タレント）

グラビアで有名になり、一時期はテレビに引っ張りだこだった女性タレントの壇蜜《だんみつ》さんも最近、急病を発し、長期療養をされています。

壇蜜さんは、２０２３年3月に水曜日のレギュラーパートナーを務めていた「大竹まことゴールデンラジオ！」（文化放送）の放送途中で体調が悪くなり退席しました。その後、「体調不良のため当面休養する」と発表しました。

同年7月にいったん復帰しましたが、翌月また体調不良で休養、12月に復帰しました。が、壇蜜さんは、２０２４年9月16日のブログで、「昨年心身不調により1年の30％を入退院に費やし」「元気で長生きってかなり難しい」と述べています。まだ完全復調とはほど遠い状態だと思われます。

タレントさんが、テレビやラジオの生放送中に途中退席するというのは、よほどのことです。しかし昨今、壇蜜さんのように放送中に突然体調を崩して退席するというケースが増えています。

壇蜜さんは、体調不良の原因をのちに「祖母やペットの死が重なり、不眠や食欲不振が続いていたため」と話しています。同時にこの体調不良により「引退も考えた」と述べています。

不眠や食欲不振だけで、「生放送中に途中退席する」「引退を考える」ほどの体調不良が起きたのかは、疑問の残るところでもあります。

実際のところ、壇蜜さんは、病院の診察で「何が原因」「どういう病名」ということは聞かされていないものと思われます。そして昨今、何が原因か、どういう病名かはわからないけれど、身体が動けないほどの重篤な症状に陥る人が非常に増えているのです。

佐藤弘道さん（56歳、タレント、元体操のお兄さん）

ＮＨＫのこども番組「おかあさんといっしょ」で長く体操のお兄さんを務めていた佐藤弘道さんも、最近、重病を発し、現在もほぼ活動を休止されています。

佐藤さんは、今年（２０２４年）の６月に、鳥取に移動中の飛行機の中で突然、背中から腰にかけて激痛が走り、到着後にそのまま緊急入院したそうです。

佐藤弘道さんが発症したのは、脳卒中に比べて１～２％ほどしかない「脊髄《せきずい》梗塞」という珍しい病気でした。これは脊髄の血管が詰まって神経が機能しなくなり、体中がまひして歩行困難になることもあるそうです。原因は不明なのです。

佐藤さんも当初は、下半身の感覚がなくなって歩けず、尿意も便意もないので尿管を付け、おむつをしていたそうです。懸命なリハビリの結果、半年かかると言われていた入院期間をわずか２か月で終え、現在は退院されています。

それでも、まだ神経や平衡感覚は完全には戻っておらず、まひなどの症状が残っているそうです。これまでのような活動を再開するには、まだ時間がかかるようです。

佐藤弘道さんは、コロナ・ワクチンを3回打っていることがわかっています。ご自身のX（旧ツイッター）で2022年2月22日に3回目のワクチン（ファイザー）を打ち、副反応がほとんどなかったことを報告しているからです。

中川翔子さん（39歳、タレント）

タレントの中川翔子さんも最近、たびたび病気等で活動を休止しています。

中川さんは2022年の年末に入院しています。2022年1月2日のX（旧ツイッター）では、「たくさんの薬を飲んだことでアナフィラキシーを起こし、入院していたけれど退院した」ということを報告しています。

2022年9月には全身麻酔による手術を受けたことを発表しています。病名等の詳しい内容は伏せられており、美容整形でも病気でもないということです。なにもなくて全身麻酔の手術を受けることはないので、身体になんらかの異常があったものと思われます。

2023年1月には、しこりを取るために1週間入院していたということです。これは検査でわかったそうですが、前回の手術との関連を若干におわせています。

また2022年11月には、2週間以上風邪の症状が治らないということをXで発信しています。中川翔子さんは、お笑い芸人シソンヌのじろうさんの、

「絶望的に風邪が治らない。2週間経つ。熱はないが、咳《せき》、多少の息苦しさ、切れない痰《たん》、それによる鼻詰まり。病院の薬も長時間睡眠も全く意味なし。PCRは1週間で4回受けてオール陰性。流行りの風邪とかですか？　同じ症状で克服した人いたら方法を教えて下さい。切の実です」というXの投稿に対してリポストする形で、

「同じくです、二週間超えました、コロナ陰性だけど乾燥すると咳、寝てても咳で起きたりして困ってます、鼻声だし」と投稿しています。

2024年7月には、アレルギーによって唇が5倍に腫《は》れあがったことをXに投稿していました。ちなみに中川翔子さんもコロナ・ワクチン（ファイザー）を3回打ったことをXで発言しています。

彼女はユーチューブで2021年9月にワクチン担当大臣だった河野太郎氏と対談し、結果的に「コロナ・ワクチンを推奨する動画」を配信していました。若者のワクチン接種を進めようとしていた河野太郎氏にとっては、タレントとして知名度がありユーチューバーとしても人気の中川翔子さんにコロナ・ワクチンの安全性をアピールしてもらう狙いが

あったようです。もちろん中川さんには何の責任もありません。

中川さんとしては、コロナ・ワクチンの専門家でもないので、一国の大臣である河野太郎氏の発言をそのまま肯定して配信するしかないわけです。そして結果的に「コロナ・ワクチン推進者」の側だとみられてしまっています。

ちなみに、河野太郎氏はワクチン担当相だった当時、人気のユーチューバー数名と対談してワクチンの安全性をアピールしました。このときのユーチューバーは中川さんをはじめいずれも後に病気入院等をされています。

原口一博さん（65歳、衆議院議員）

立憲民主党所属の衆議院議員、原口一博氏もコロナ・ワクチンを打って以降、重病になった人です。

原口氏は、2023年1月にステージ2の悪性リンパ腫に罹患していたことがわかり、抗がん剤の治療を受けました。彼は悪性リンパ腫の原因は、コロナ・ワクチン接種によるものと感じており、罹患以降、コロナ・ワクチンの安全性に関して、厚生労働省を追及するようになりました。

ただ彼の所属している立憲民主党は、コロナ・ワクチンを推奨してきた党でもあり、彼が国会でコロナ・ワクチンについて追及することはなかなか難しいようです。

そのため現在、原口一博氏は、コロナ・ワクチン問題に関しては、超党派で会合をつくって活動するようになっています。

森永卓郎さん（67歳、経済アナリスト）

『ザイム真理教』『年収300万円時代を生き抜く経済学』などの著書で知られ、タレントとしても活躍していた経済アナリストの森永卓郎さんは、2023年11月に人間ドッグに入ったときに、ステージ4の膵臓《すいぞう》がんが発見され、翌12月に公表しました。

がんが発見されたとき、医者からは「来年の桜は見られない」と宣告されたほど、重症のものでした。その後、医者からは膵臓がんではなく原発不明であると告げられたそうです。

がんを宣告された後、森永さんは、やり残した仕事に精力的に取り組み、治療の効果もあってか、2024年10月現在では小康状態を保たれています。が、治療の影響によるものか、急激に体重は落ち、激やせした姿は世間を驚かせました。

森永さんは、以前はコロナ・ワクチンを推奨していました。これは医療専門家ではないので、仕方ないことだと言えます。

ですが、がんになってから、コロナ・ワクチンを疑うようになったようです。

2024年6月には、コロナ・ワクチンの危険性を訴えてきた医者でユーチューバーの吉野敏明氏のユーチューブに出演し「私は専門家ではないから証明はできないが」と前置きしたうえで、「ワクチン5回接種した後、これまで経験したことがないような激痛が背中に走った。その激痛は何もしなくても収まったが、その直後にステージ4のがんが見つかった」と述べています。

見栄晴さん（58歳、タレント）

見栄晴さんは、若い人はあまり知らないかもしれませんが、1980年代に、一世を風《ふう》靡《び》したテレビ番組「欽ちゃんのどこまでやるの!?」の中で、欽ちゃん（萩本欽一）の息子の見栄晴を演じ、国民的な人気者になりました。その後も、競馬番組の司会やバラエティー番組などで活躍し、50代以上の人はほとんどの人が知っている名前ではないでしょうか？

　この見栄晴さんも、２０２４年1月にステージ４の下《か》咽喉《いんとう》がんであることを公表し、治療に専念するため芸能活動休止に入りました。１９９８年から続くＣＳ競馬番組「競馬予想ＴＶ！」に司会として１０００回以上出演し、26年間で休んだのはケガの１回だけだったそうです。その見栄晴さんが、いきなりステージ４のがんを宣告されたというのです。

　ステージ４などの重い症状がいきなり発見されるというのは最近、重篤な病気にかかる有名人によくあるパターンです。

　ステージ２くらいのがんが発見され、治療を受けながら芸能活動を続けている芸能人はこれまでもけっこういました。しかし最近は、これまで普通にテレビなどに出演してきた人が、いきなりステージ４などのがんになり、テレビからいなくなるのです。

　見栄晴さんがコロナ・ワクチンを接種したかどうかは明らかにされていません。しかしテレビに出演するタレントさんは、コロナ・ワクチンを打つのがマナーのようになっており、おそらく複数回のワクチンを打っているものと思われます。

山本彩さん（31歳、アイドル、シンガーソングライター、元ＡＫＢグループ）

元ＡＫＢグループ（ＮＭＢ48）で、大ヒット曲「３６５日の紙飛行機」のセンターをしていたことなどで知られる山本彩さんも昨今、体調を崩してなかなか復調されていないようです。

山本さんは、２０１８年末にＮＭＢ48を卒業し、シンガーソングライターとして活動を始めていました。しかし２０２１年11月に体調不良のため、レギュラーだったラジオ番組の出演を取りやめ、活動休止に入ります。２０２２年３月には、体調不良の原因は甲状腺《こうじょうせん》のバランス異常であることが公表されました。

８か月もの間、活動休止した後、２０２２年７月になってようやく活動再開を発表しました。現在も、山本彩さんは決して完全復調しているとは言えず、体調不良に悩まされているようです。

Ｘ（旧ツイッター）では、山本さんがたびたび体調不良を訴えており、２０２４年４月には「２年間で体重が11キロも減ったこと」、２０２４年５月には「腸が絶不調であること」、2024年7月には「40度近い高熱が出たこと」を報告しています。

山本彩さんは、2021年時点では吉本興業系列の芸能事務所に所属していましたが、吉本興業はコロナ・ワクチンの職域接種を行うなど、所属タレントのコロナ・ワクチン接種を勧めていた会社です。おそらく彼女もコロナ・ワクチンを複数回接種しているものと思われます。

「なすなかにし」の那須晃行さん（43歳、お笑い芸人）

お笑いコンビ「なすなかにし」の那須晃行さんも最近、重病を発症しています。

那須さんは、2023年12月に脳梗塞を発症し、緊急のカテーテル手術を受けました。その後、療養しリハビリを続け、約半年後の2024年4月に復帰しました。が、現在もリハビリを続けているそうです。

「なすなかにし」はいとこ同士の漫才コンビで主に関西で人気を博し、ここ数年で急速に東京の番組の出演機会も増えました。特にロケ番組でのレポートに定評があり、情報番組などで引っ張りだことなっていました。これからどんどん人気が出てくるという矢先の、脳梗塞発症でした。

　那須晃行さんのこの脳梗塞発症により、「なすなかにし」はしばらくの間、相方の中西茂樹さんだけの活動になっていました。

　脳梗塞というのは、脳への血管が細くなったり詰まったりすることにより、脳へ血液が十分に供給されずに脳細胞が壊死してしまう病気です。手足のまひや運動障害、言語障害などの重大な症状が出ることが多く、命の危険もあります。

　那須晃行さんは現在は回復し、以前とそん色ない活動をされています。それでも、今でも言葉を間違えるなどの症状もあるそうで、言葉のプロであるお笑い芸人にとっては、かなり厳しい病気だったといえます。

千鳥のノブさん（44歳、お笑い芸人）

　漫才コンビの千鳥のノブさんも昨今、かなり重い病気になり、休養をされていました。

　ノブさんは、２０２２年８月に首の痛みを感じ、病院に行くと「右椎骨《ついこつ》動脈解離」と診断されそのまま入院。１か月ほど安静が必要ということで活動休止に入りました。

彼が罹患した「右椎骨動脈解離」という症状は、脳に血液を送る椎骨動脈の内側が裂けるというもので、くも膜下出血の一歩手前の状況だとされています。かなり危ない病気だったのです。

千鳥のノブさんは、吉本興業所属であり、吉本興業は職域接種をするなど、コロナ・ワクチン接種に積極的な会社でした。おそらく彼も複数回のワクチン接種をしているものと思われます。吉本興業に限らず、芸能事務所の多くは所属タレントに対して積極的にワクチン接種を勧めていたものと見られています。

そして、千鳥のノブさん、なすなかにしの那須晃行さんに限らず、お笑い芸人で昨今重い病気に罹患している人はかなりいます。

たとえばお笑いコンビ、オズワルドの畠中悠さんは、2024年2月に初期の腎臓がんが発見され手術を受けています。

お笑いコンビ、アインシュタインの河井ゆずるさんは、2024年5月、肺膿瘍《のうよう》で入院し、1か月間、活動を休止していました。肺膿瘍とは肺に炎症が起きて肺組織が破壊され、膿《うみ》がたまるという病気で、肺炎よりもかなり重いものです。河井さんはこれまで病気らしい病気をしたことはなく、初めての入院だったそうです。

ほかにもダウンタウンの浜田雅功さんも、2023年の年末から2024年の年始にかけて、体調不良により番組収録を欠席することが多くなり、一時は重病説も流れました（吉本興業は重病説を否定しています）。

第一線で活躍している芸人さんでも、これだけ体調を崩しており、しかもかなり重い病気に罹患しているケースが多いのです。かなり異常な状態だと言えます。

梅宮アンナさん（52歳、タレント）

俳優の故梅宮辰夫さんの娘で、タレントの梅宮アンナさんも昨今、重病を発し芸能活動休止をしています。

梅宮アンナさんは、人気俳優の娘であり、しかもハーフ美人ということで人気を博し、一時期はバラエティー番組などで引っ張りだこでした。

この梅宮アンナさんは、2024年8月にステージ3Aの乳がんであることを公表しています。彼女の乳がんは、「浸潤性小葉《しんじゅんせいしょうよう》がん」と呼ばれるもので、乳がん全体の5％しかないという特殊ながんです。

現在、梅宮アンナさんは、抗がん剤の治療を受けておられ、ウィッグ姿などをSNSに投稿されています。

西川史子さん（53歳、女医、タレント）

美人医師タレントとして、コロナ前まではテレビに引っ張りだこだった西川史子さんも昨今、急に重篤な病気になった方です。現在も治療、リハビリ中だと報じられています。

西川史子さんは、大学医学部在学中にテレビ番組「恋のから騒ぎ」に出演し人気を博し、医師になってからもタレント活動を続けていました。

西川さんは2021年5月、医療従事者として一般の人に先駆けてコロナ・ワクチン接種をしたことをインスタグラムで公表されています。

その3か月後の2021年8月、自宅リビングで倒れているところをマネージャーが発見し、救急搬送。右脳内出血と診断され、5時間に及ぶ緊急手術を受けました。リハビリなどを経て、4か月後の12月に退院し、大学院に入学するなど一時は回復していました。が、2023年6月に脳内出血が再発し、入院しました。現在もリハビリ中だということとで、タレント活動は現在も休止中です。ＳＮＳの更新も途絶えたままであり、ファンの間で心配されています。

重病になられた芸能人は勇気ある発言を！

ここに挙げた有名人の方々は、みな60代以下であり、働き盛りともいえる年齢層です。生死にかかわるような重篤な病気になる人がそれほど多い年齢層ではありません。まだ若い有名人がこれほど重篤な病気にかかることは、これまでなかった現象です。

ところで有名人、芸能人の方の多くは、コロナ・ワクチンについて肯定的な発言をしてきました。それは仕方ありません。

政府が派遣してきた専門家のほとんどが「コロナ・ワクチンは非常に有効で絶対に安全だ」と断言してきたからです。ノーベル賞を受賞したあの山中伸弥教授でさえ「副反応の心配は要らない」などとコロナ・ワクチンを絶賛推奨していたのです。

しかし芸能人の方の急死が激増し、体調異常が続出し、自分自身まで原因がよくわからない体調不良に悩まされている中で、コロナ・ワクチンに対する疑問をまったく発しないのはおかしいと思われます。

これまで自分の番組の中で、コロナ・ワクチンを推奨してきたとしても、自分が疑問を感じるようになったのであれば、その疑問を素直に表すべきです。

「これはおかしいな」と感じつつも、世間の動きに合わせてコロナ・ワクチンを推奨し続けるのであれば、これまで無責任に推奨してきた専門家たちと同じ過ちを繰り返すことになります。

森永さんや原口さんのように、自分が重病になったことをきっかけにコロナ・ワクチンに疑問を呈するようになった方もおられますが、多くの芸能人は口をつぐんだままです。

コロナ・ワクチンを打ってから明らかに体調に異変を感じられた芸能人の方は、ぜひ勇気をもって自分の感じた疑問を世の中に発信するべきです。少なくとも、自分が疑問を感じたならば、推奨し続けるのはやめるべきです。

第3章

なぜコロナ・ワクチンのデータは公表されないのか？

厚生労働省が認めた件数だけでも甚大な被害

ここまで見てきましたように、2021年の中ごろを境にして、日本人の死亡や健康被害が激増しています。

2021年の中ごろに何があったのかというと、ご存じの通り、新型コロナ・ワクチンの接種が全国民的に開始されたのです。当然、新型コロナ・ワクチンがまず第一の容疑者として疑われ、徹底的に調査をすべきということになるはずです。

しかし、今の日本政府は、その**「当たり前の調査」**をまったくしようとしません。

コロナ・ワクチンの接種が開始された当初、「このワクチンは非常に副反応が少ない安全なワクチンだ」ということが、国やメディアによって喧伝されました。

あのノーベル生理学・医学賞を受賞した山中伸弥教授も「コロナ・ワクチンの副反応は大したことはない」とテレビなどでさんざん述べていました。さらにワクチン担当大臣だった河野太郎氏はユーチューブなどで「アメリカでは2億回打って1人も死んでいない」

などと豪語していました。

こんなことを言われたら、国民の多くは「コロナ・ワクチンはとても安全なんだ」と思うはずです。今でもそう信じている方はたくさんおられます。

テレビや新聞などの大手メディアでも、コロナ・ワクチンのネガティブ情報はほとんど報じられてきませんでした。まるで報道管制が敷かれているような状態になっていました。

そのため国全体が、「コロナ・ワクチンの安全神話」を完全に信じ込んでいるような状態になりました。「コロナ・ワクチンの安全性には疑問がある」などと言おうものなら、たちまち**陰謀論者のレッテル**を貼られたりしました。

大手メディアが、コロナ・ワクチンのネガティブ情報を一切報じてこなかった点についても重大な問題なのですが、そのことについては、第5章で詳しく述べたいと思います。

この章では、コロナ・ワクチンの被害がどれほどなのかということを追及したいと思います。

あまり大手メディアで報じられてないので、知らない方が多いかもしれませんが、新型コロナ・ワクチンの被害というのは、実は大変なことになっているのです。

国が「因果関係が否定できない」と認めて補償したものだけでも、相当な数となっており、史上最悪の薬害になりつつあるのです。

また科学的なアプローチも進んでおり、医学会でもコロナ・ワクチンの副反応について、数多くの論文が発表されています。この被害は、もう無視できない状況になっているのです。

コロナ・ワクチンの被害状況や、医学的にわかってきた副反応の状況について、この章ではご説明したいと思います。

若い人のワクチン犠牲者が多い

まず最初に知っておいていただきたいのは、厚生労働省が現在、認めているコロナ・ワクチン被害についてです。

厚生労働省が認めたワクチン死（ワクチンとの因果関係を否定できないと認定したもの）だけでも、835件もあるのです（2024年9月現在）。

この数値は、ワクチンとしては異常なものです。

1977年からの45年間で、日本で新型コロナ・ワクチン以外のあらゆるワクチンにおいて、死亡が認定された人は151人しかいません。一方、新型コロナ・ワクチンは、現時点ですでに835人もの死亡が認定されているのです。たった2年間で、45年間の累積数を3倍以上も上回っているのです。

またコロナ・ワクチンの接種回数に対する死亡者の割合も、ほかのワクチンと比べて群を抜いて大きいのです。インフルエンザワクチンと、コロナ・ワクチンを比べた場合、接種回数に対する認定死亡者の割合は約100倍にも上るのです。

しかも、この数字は、厚生労働省が**「認定したもの」**だけです。

ワクチン接種後に2000人以上死亡が報告されています。この2000人というのは現場の医師が「ワクチンとの関連性がある」と判断したものだけなのです。

現場の医師が、「ワクチンとの関連性がある」という報告を出すのも、非常に厳しいハードルがあり、遺族が求めてもなかなか医師や病院のほうが、承諾しなかったり協力しないことも多いのです。だから実際には、その10倍以上の被害があるのではないか、とも見られています。

このワクチン被害の情報は、別に筆者が特別なルートで入手した極秘資料というわけではありません。厚生労働省が発表しているデータです。

にもかかわらず、大手メディアが報じることはほとんどないのです。

次の表は、厚生労働省が補償を認めたコロナ・ワクチン死亡者を年代別にしたものです。この表を見ると、若い人もけっこうたくさん亡くなっていることがわかります。各世代ともにかなりの死亡者が出ており、20代の人の死亡者数は、80代の死亡者数の10％以上にもなるのです。普通は20代の死亡率は、80代の１００分の１以下なので、相当に高い割合で若い人が亡くなっているということです。

また厚生労働省が認めた健康被害者の数は、２０２４年９月19日の発表で８１５３人に上っています。これは今までのすべてのワクチンの健康被害の倍以上の数なのです。

新型コロナというのは、

厚生労働省が補償を認めたコロナ・ワクチン死亡者数・年代別

（2024年9月19日現在）

年代	死亡数
10代	7名
20代	28名
30代	24名
40代	41名
50代	77名
60代	117名
70代	246名
80代	218名
90代以上	77名
合計	835名

厚生労働省発表より

現在は致死率も風邪とほとんど変わらない、それほど脅威ではない感染症です。もっとも致死率が高かったときでも5％であり、現在はインフルエンザや風邪と同程度の致死率にまで下がっています。

その程度の致死率の病気に関して、ワクチンのこの健康被害の数はまったく割にあっていないといえます。

また健康被害については、まだ全貌《ぜんぼう》がわかっていないので、これからもっともっと深刻な被害が明らかになってくることは確実です。にもかかわらず厚生労働省は、いまだにコロナ・ワクチンを推奨しているのです。

アメリカではワクチン接種開始当初から甚大な被害が

コロナ・ワクチンの深刻な副反応、健康被害は、何も最近になってわかってきたことではありません。

日本がワクチン接種を始める前から、かなりわかっていたことなのです。

日本がワクチン接種を行う前、ワクチン接種を先行していたアメリカなどの例から見ても、このワクチンはかなり危険だったのです。

たとえば、アメリカではワクチン接種が始まった当初に2大スポーツヒーローが死亡しています。

2021年1月、元大リーグのホームラン王だったハンク・アーロン氏が「高齢者のワクチン接種を促すため」として自らワクチンを接種し、数日後に死亡しました。

またそれから2か月も経たないうちに、ボクシングの元世界チャンピオンのマービン・ハグラー氏が、ワクチン接種後に死亡したことが報じられました。

マービン・ハグラー氏は長期間、ミドル級の世界王者に君臨し「史上もっとも強いボクサー」とも称された伝説のチャンピオンです。わずか66歳でした。

ハグラー氏は、ワクチンの副反応で入院した後、ICU（集中治療室）で治療を受けていたそうです。

同氏の死去は、日本のメディアではほとんど報じられていません。

ハンク・アーロン氏とマービン・ハグラー氏は、アメリカのスポーツ界では伝説的な存在です。日本で言うならば、**王貞治氏と具志堅用高氏**という感じになるでしょう。

もしこの両名がワクチン接種後に相次いで亡くなるようなことがあれば、日本中、大騒ぎになるはずです。

この2人のスポーツ選手だけじゃなく、若くて基礎疾患もなかった人がワクチン接種後に急死するケースは後を絶ちませんでした。

2021年3月の時点でアメリカでは、ワクチン接種後になんらかの理由で死亡した人の数は1000人を超え、ワクチン接種した人の0・003%となっていました。ワクチンとの因果関係は認められていませんが、だいたい3万人に1人の割合で死亡者が出ていたのです。

これは通常のアメリカ国民の死亡率とあまり変わらないので、ワクチンのせいではないという主張もありました。それでも通常、自然に死亡する人というのは、大半が重い病気かけがなどを抱えている人です。

しかしワクチンの場合は、「死に瀕している人」は打ちません。健康状態の悪い人や、今にも死に瀕している人にはワクチンは打ちません。基礎疾患がある人にもワクチンは打たれていますが、基礎疾患があったとしても死に瀕してはいなかったはずで、健康状態は悪くなかったはずです。

つまり、「死に瀕している群」を除いているにもかかわらず、「死に瀕している群」を含んだ場合と同様の死亡率になっているのです。これは明らかに異常な死亡増だといえます。
これらのデータをちゃんと分析していれば、「コロナ・ワクチンは絶対安全」などとは決して言えなかったはずなのです。

かなり早くから発見されていたワクチンの深刻な副反応

学術的にもかなり早くからコロナ・ワクチンの副反応については分析されていました。
公益財団法人・東京都医学総合研究所が、2021年9月21日に公表した「ワクチン接種後に起きる重篤な有害事象」という論文によると、イスラエルの健康保険データにより次のように述べられています。

「ワクチン接種は、心筋炎、リンパ節腫脹《しゅちょう》、虫垂炎、および帯状疱疹《たいじょうほうしん》感染のリスク上昇との関連が有意に認められた」

この当時は、コロナ・ワクチンの副反応の情報などはほとんど出回っていない状況であり、メディアも一切報じていませんでした。またテレビや新聞に出てくる専門家たちも、誰もが口をそろえて「有効性が高く絶対に安全」と述べていました。

社会全体で**「コロナ・ワクチンを否定してはならない」**という雰囲気がありました。

そんな中で、こういう論文を発表するのはかなり勇気が必要だったと思われます。しかし、この論文自体も、全体の流れとしてはコロナ・ワクチンを否定するものではありませんでした。

この論文の末尾は次のような記載があります。

「今回紹介した論文、および最近の類似論文の結果から判断すれば、安全性に対する不安だけでワクチン接種を躊躇《ちゅうちょ》するのは合理的ではないと思われます」

「もちろん、ワクチンの種類、接種量および回数、さらに接種を受ける側の状態に応じて副反応の結果は異なると予想されますので、常に安全性を考慮しなければいけません」

つまりは、「コロナ・ワクチンは現在の段階では有効だと言えますが、安全性についてはよくよくチェックしていかなければならない」ということです。

しかし、この論文がその後のワクチン政策に生かされることはありませんでした。日本では、それから2年以上にわたって「とにかくワクチンを打て打て政策」が強力に推し進められるのです。

コロナ・ワクチン安全神話の崩壊

そして時が経てば経つほど、新型コロナ・ワクチンの副反応について、世界中で次々に新しい論文が発表されています。今となっては当初言われていたような「有効で安全なワクチン」という幻想は打ち砕かれつつあります。

新型コロナ・ワクチンは、時が経つほどに深刻な薬害が次々に明るみになってきました。心筋炎が通常の数百倍起きやすくなるなどのほかにも、生命にかかわるさまざまな副反応が判明してきたのです。

2022年1月の段階で、すでに欧州連合（EU）の医薬品規制当局は、「新型コロナウイルス・ワクチンのブースター（追加免疫）接種を頻繁に行うと、免疫系に悪影響を及ぼす恐れがある」と警告しています。

欧米各国が、ワクチンの3回目以降の接種率が極端に低下したのは、この警告も大きな影響があるといえます。

また高知大医学部皮膚科学講座の佐野栄紀特任教授らの研究チームは、２０２２年9月、米ファイザー社製のｍＲＮＡワクチン接種後に発症した成人水痘《すいとう》の症例に関する論文を国際的な学会誌「Journal of Cutaneous Immunology and Allergy」に発表しました。

この論文によると、ワクチンの初回接種直後に発症した成人水痘は、２度目のワクチン接種にともなって症状は悪化し、皮膚からワクチン由来のスパイク蛋白《たんぱく》が発見されたということです。

佐野特任教授はこの研究にともない「スパイク蛋白によって、全身の免疫を短期、あるいは長期にわたって抑制する可能性が疑われる。皮膚だけでなく他の重要な臓器に影響を及ぼす可能性があり、接種によって全身の免疫に影響が出ないか心配だ」と語っています。

この新型コロナ・ワクチンは、当初、「ワクチンによってできるスパイク蛋白は2週間で消滅するから安全」と大々的に喧伝されていました。

が、ワクチンによってつくられたスパイク蛋白は、２週間で消滅することなく、体内に残留し、その結果、さまざまな**健康被害をもたらす可能性がある**ことが発見されたのです。

京都大学名誉教授の恐ろしい警鐘

また京都大学名誉教授の福島雅典氏らの研究では、コロナ・ワクチン接種後に非常に多くの症状が出ることがわかってきました。

この福島雅典氏らの研究は、雑誌などで発表され世間的にも大きな話題となりました。

この京都大学名誉教授の福島雅典氏は、1948年生まれ名古屋大学医学部出身で、がん治療のプロパーであるとともに、京都大学大学院医学研究科に日本初の薬剤疫学分野の教室を設立するなど、薬害問題の第一人者でもあります。

福島教授は、早くから日本のワクチン一辺倒のコロナ対策に警鐘を鳴らし、2023年には有志の医師らと「一般社団法人ワクチン問題研究会」を立ち上げました。

文藝春秋2024年4月号の記事によると、福島教授のワクチン問題研究会では、2021年12月から2023年11月までの2年間に、国内の医学学会で報告された「ワクチン接種後、急に発症した疾患」（開催学会数134、演題数447）を調査し、さらに論文検索エンジンで世界中の症例を検索したところ、3071件もの副反応報告が確認されたそうです。

もっとも多い疾患は**「血小板減少」**で、次に**「頭痛」「心筋炎」**となっています。全身のあらゆる部分に、さまざまな症状があらわれるというのがワクチン後遺症の特徴でした。

福島教授は、文藝春秋2024年4月号の中で次のように述べています。

「世界中の論文から見えてくるこのワクチンの副作用は、パターンが決まっておらず、全身に起こる、しかも複数の疾患が同時に起こることもあるというものでした。こんな副作用の出方は前例がない、というのが医師としての率直な感想です。私の専門のがんで言うと、抗がん剤は副作用の嵐ではありますが、そのパターンは決まっているからです」

福島雅典教授のワクチン問題研究会の研究では、新型コロナ・ワクチン接種後に発症したとされる症状の報告例には、心筋炎、心膜炎、心筋梗塞、くも膜下出血、脳梗塞、急性B型肝炎、帯状疱疹、肝炎、パセドウ病、ギランバレー症候群、リウマチなど多岐にわたっていました。

これらの症状は、まだワクチンとの因果関係はわかっていません。だから現在のところ、すべてがワクチンのせいだとは言えません。が、これまでの薬害の歴史を見ても薬とその副作用の関係が証明されるには長い時間がかかるのです。だからこそ、新しい薬は慎重に取り扱わなければならなかったのです。

ワクチンは感染予防にはまったく役に立たなかった

ここまでワクチンの被害がいかに大きいか、いかに危険を有していたかということをご説明してきました。

が、こういう反論をする方もきっといるでしょう。

「コロナ・ワクチンはたくさんの人を救ったのだから多少の犠牲はやむを得ない」

しかし、この効果についても、実際のところはかなり怪しいのです。時が経てば経つほど、疑問符が大きくなっているのです。

政府や御用学者たちは常々、ワクチンにはデメリットをはるかに超えるメリットがあると、喧伝してきました。

世界中でワクチン接種が始まる前、

「国民の3分の2程度がワクチンを打てば集団免疫がつくられ、感染者がいなくなる」と言われていました。

しかしワクチン接種が始まっても、感染が収まる気配はありません。ワクチンを接種しても感染するという、いわゆる「ブレークスルー感染」が激増したからです。というよりワクチン接種が開始されても、感染者が目に見えて減ることはなく、むしろ感染者が増えるようになりました。

日本よりワクチン接種が先行していた国では、日本より一足先に同様の現象が起きていました。イスラエル、アメリカ、イギリス、ドイツなどは、ワクチン接種率が6割程度になったころ、国民生活の規制をほとんどなくしました。が、これらの国々は規制を撤廃してほどなくすると、以前よりも大きい感染爆発が起きたのです。

ワクチンによって新型コロナを抑え込んだ国は、まったく出現しなかったのです。

このため政府や御用学者たちは「ワクチンは重症化を防ぐもの」と言い換えるようになりました。

この点を見誤らないでいただきたいのですが、政府や御用学者たちは、当初は、「重症化予防」などはそれほど言っていません。あくまで「感染予防」「発症予防」のためのワクチンだと喧伝していたのです。

その言葉を聞いてワクチンを打った人もたくさんいるはずです。だからまず**「ワクチンの当初の目的ははずれている」**ということを明確にしておきたいと思います。

壮大で危険なプロジェクトが、当初の目的をまったく達成できなかったのですから、本来は、ここでいったん中止し、再検討するべきでした。特例で緊急承認されたリスクの高いワクチンなのだから、当初の性能が認められなかったのであれば安全性についても疑問が生じるはずです。即刻中止し、効果や必要性、安全性を再度チェックするのが、ごくごく当然のことのはずです。

国民の健康を考えるのであれば、それは最低限度やるべきことだったのです。

しかし政府や御用学者たちは、当初の目的が果たせなかったワクチンを何ら検証することなく、「重症化予防」という別の目的に言い換えて接種推進を継続したのです。

政府は、**最初から「ワクチンを打つこと」が目的**だったのです。だから効果があろうとなかろうと、安全であろうとなかろうと、とにかく理由をつけてワクチン接種を続けたわけです。

ワクチンは重症化予防にもなっていない

では、ワクチンは本当に重症化予防になっていたのでしょうか？

政府や御用学者、各地の首長などは、ワクチン接種1年目にしきりにワクチンの効果を喧伝しました。

たとえば大阪府の吉村洋文知事は2021年8月16日の時点で、

「ワクチンを2回接種した人で重症化した人、死亡した人は1人もいない」

「だからワクチンは大きな効果がある」

と発言しました。

この発言によって、

「やっぱりワクチンは効果があるんだ」

と思った人は多いはずです。

またワクチンを推奨する人の多くが言う、

「ワクチンは重症化を防ぐ」

という言葉は、この**吉村知事の発言の影響が大きい**と思われます。

しかしこの吉村知事の発言は、まったく意味がないものです。2021年8月というと、一般の人へのワクチンの接種が始まったばかりのときです。

この時点のデータでワクチンの効果を判断できるわけがないのです。

「コロナに感染して重症化する」までには、ある程度の時間がかかるので、一般の人へのワクチン接種が終わってしばらく経ってみないと本当のワクチンの効果はわからないはずです。

吉村知事はこの発言をしたとき、

「この後も、ワクチンのデータについては追跡調査し公表する」

というようなことを言っていますが、彼がこの後にワクチン効果についてのデータを発表することはありませんでした。もしかしたらどこかでちょっと発表したことがあるかもしれませんが、少なくとも筆者はそういう情報を知りえることはできませんでした。

というより、吉村知事に限らず日本の政治家たちやメディアは、新型コロナ・ワクチンに関する具体的な効果を追跡調査し発表することをしていません。

だからワクチン接種済みの人がどのくらい新型コロナに感染し、どのくらい亡くなられているのか、具体的なデータを知るには非常に苦労するのです。

「ワクチンを打ったほうが致死率が高い」という厚労省データ

ワクチン接種が始まった当初は、厚生労働省もワクチン接種回数ごとの感染率、致死率などのデータを取っていました。しかし、そのデータは衝撃的なものでした。

2021年9月に行われたコロナ対策アドバイザリーボードにおいて、提出された厚労省のデータでは、65歳以上の人たちは、ワクチンを接種したほうが致死率が低くなっていました。ところが65歳未満の人たちでは、ワクチンを接種したほうがコロナに感染した際の致死率が高いという結果になっていました。

そして全年齢での合計値では、「ワクチンを接種したほうがコロナに感染した際の致死率は高い」という結果になっていたのです。全年齢では、ワクチン2回接種者は、ワクチン未接種者の約5倍も致死率が高いというデータになっていました。

つまりは、2021年9月の段階ですでに、「ワクチンは重症化予防の効果もない」「少なくとも65歳未満の人にはデメリットしかない」という結果が出ていたのです。

が、こともあろうに厚労省はその後、ワクチン接種回数ごとの詳細なデータを公表することをやめてしまいました。公表すると、ワクチンを打たない人が増えるからです。

つまりは厚労省は、コロナ感染者の致死率を下げることが目的ではなく、ワクチンを打つことが目的だったのです。

前述した京都大学の福島雅典名誉教授は、この件について、厚生労働省にデータを公表するように訴訟を起こしています。

またアメリカを代表する新聞である「ウォールストリートジャーナル」は、2023年1月1日号で、オミクロンXBBはワクチン接種を重ねた人のほうが感染しやすく、医療従事者の追跡調査ではワクチン3回接種者は未接種者の3・4倍も感染率が高いというデータを公表しています。

2021年8月31日時点での新型コロナ陽性者の致死率

年齢層	ワクチン未接種	ワクチン1回接種	ワクチン2回接種
65歳未満	0.04	0.06	0.08
65歳以上	2.83	2.35	1.22
全年齢	0.12	0.41	0.58

新型コロナ対策アドバイザリーボードで提出された厚生労働省の資料より

つまり、このワクチンは、予防効果も重症化を防ぐ効果もなく、ただただ甚大な被害だけを引き起こしていたのです。

そして2022年になってからは世界中のほとんどの国で、コロナ・ワクチン接種をやめてしまいました。しかし2022年以降も日本だけは、コロナ・ワクチン接種を続け、むしろ加速させていきました。その結果、日本は世界でもっとも国民1人あたりのコロナ・ワクチン接種回数が多い国になってしまったのです。

しかも日本はワクチン接種回数が世界一になったとほぼ同時に、世界最悪のコロナ感染国、コロナ死亡国にもなったのです。

大阪府のデータでも「ワクチンを打ったほうが死にやすい」

「ワクチンを打ったほうが致死率が高い」というのは、厚生労働省のデータ以外でも出ています。

大阪府の新型コロナ対策本部が、第7波での新型コロナ死亡者のワクチン接種歴を公表していたのですが、2022年9月時点ではワクチンを打った人のほうが死亡率が高かったのです。

その内容は以下の表の通りになっています。

このデータを見ると、新型コロナで死亡した人の6割以上が、ワクチン3回接種をしていることがわかります。

つまりワクチン接種は重症化予防などにはまったくなっていないのです。

当時の大阪府のワクチン3回以上の接種率は、58・5%です。

そして大阪府の新型コロナ死者のうち、3回以上接種者の割合は63・2%です。

3回以上接種した人のほうが、「死にやすい」という明確なデータが出ているのです。

現在、新型コロナ・ワクチンは、「予防効果はないけれど、重症化予防効果がある」と言われています。しか

ワクチンを打ったほうが致死率が高い

全体の死亡者	717人（接種歴不明者を除く）	2022年9月時点
未接種	144人	20.0%
1回接種	11人	1.5%
2回接種	109人	15.2%
3回接種	368人	51.3%
4回接種	85人	11.9%

大阪府発表データより

し、このデータを見れば重症化予防効果も、まったくないことがわかるはずです。ワクチンを打ったほうが**新型コロナにかかって死ぬ確率が高い**のです。

このデータも、筆者が秘密のルートで極秘に入手したわけではありません。２０２２年9月14日に行われた大阪府新型コロナ対策本部会議の資料であり、大阪府のホームページで公表されていたものです。誰でも入手できたものです。

大阪府の吉村知事は、現在もワクチン接種を強力に推進しており、それを阻害するような情報は出したくないはずです。いわば、大阪府は強力なワクチンの推進派なわけです。その大阪府が公表している、このデータは信憑性《しんぴょうせい》が高かったといえます。

前述した通り、厚生労働省は新型コロナ死者のワクチン接種歴などは公表しておらず、また自治体でもこういうデータ公表をしているところはほとんどありません。

このコロナ・ワクチンは、接種開始された当初は、非常に高い予防効果があるとされていました。国民の7割程度が2回接種を行えば、日常生活に戻れると喧伝されました。

「大事な人を守るためにワクチンを打ちましょう」

という政府のＣＭが、つい最近まで流されていました。

ところがワクチン接種が開始されてから、ワクチンを接種しても多くの人が新型コロナに感染することがわかってきました。

前に触れたように厚生労働省のデータでさえ、ワクチン接種者と未接種者は人口あたりの感染率がほとんど変わらない、年代によってはむしろワクチン接種者のほうが高くなっています。

すると、政府やワクチン推進する医療関係者たちは、「ワクチンは感染予防ではなく重症化予防」と**言い換える**ようになりました。

しかし大阪府のデータでは、明確に「重症化予防もない」ことが出ているのです。

「ワクチン接種者の死亡率データ」の公表をやめた大阪府

そして非常に腹立たしいことに現在、大阪府はこのワクチン接種歴別コロナ死亡者のデータの公表をやめてしまっています。ワクチン接種歴別のデータというのは、私の知る限り浜松市と大阪府しか公表していなかったのに、両者ともに公表をやめてしまったのです。

これはもう明らかに「確信犯」としか言えません。

「ワクチンに都合の悪いデータは公表しない」

という明確な意志を持っているとしか思えません。

ワクチン接種歴別の健康データは、国民が非常に欲しているものです。本当にワクチンは有効なのか、ワクチンは安全なのかと多くの国民が疑問を持ち始めているところなので、何よりも重要な情報なはずです。その情報を遮断《しゃだん》するというのは、民主主義の放棄です。

この件について、とくと吉村知事の見解をうかがいたいものです。彼もまたコロナ・ワクチン政策において、重大な過ちを犯した人物といえます。

しかも政府や各自治体、御用学者の研究機関は、今までよりも巧妙な方法でデータを捏《ねっ》造《ぞう》するようになりました。

昨今もワクチン接種者のほうが新型コロナに感染したり、死亡したりするリスクが減るというデータが時々発表されます。ところが、その記事をよくよく見ると、厳密なワクチン接種者と未接種者の比較をしているのではないのです。

「ワクチン3回接種者とそれ以外の比較」

「ワクチン2回接種者とそれ以外の比較」

など、ワクチンに都合のいいように統計方法を捻《ね》じ曲げて報告されているのです。国民が本当に知りたいのは、ワクチン接種者と未接種者の感染率や死亡率です。さらにいうならば、ワクチン1回接種、2回接種、3回接種、未接種者別の感染率、死亡率です。そのデータがないと、ワクチンを接種すること、しないことのベネフィットとリスクは知りえないはずです。

いつまで、こういうデータのごまかしを続けるつもりなのでしょうか？

こういうごまかしが、**いつまでもバレないとでも思っている**のでしょうか？

WHOでさえコロナ・ワクチンの積極的な推奨をやめたのに

WHOのテドロス事務局長は、2022年9月に「新型コロナの収束が見えてきた」と発言しました。

しかし日本では2022年後半、ワクチン接種率が世界一になったと同時に過去最悪の感染爆発となり、感染者数、死者数においても世界最悪の状況になりました。

新型コロナはワクチンで収束したわけではありません。ワクチン接種を進めれば進めるほど、感染が爆発し被害が拡大しているのです。
ワクチン接種が進んでいない国や地域では、とっくに新型コロナは終わっています。
「そういう国は、統計が不正確だから新型コロナの被害がわかっていないのだ」
という人もいます。しかし、もしこれらの国々で日本以上の被害が出ているのであれば、
さすがにＷＨＯも気づくはずです。
でもＷＨＯが「収束が見えてきた」と言っているということは、世界中でそういう被害
はないのです。
つまり、「ワクチンを打った国ばかりが被害が拡大していた」「ワクチンをやめればコロ
ナは収束した」のです。
しかし、日本のメディアは「ワクチン接種割合が高い国ほどコロナの被害が大きくなっ
ている」という現実を報道しませんでした。
ワクチンが行きわたらなかった途上国では、新型コロナ禍などは完全に過去のものであ
り、風土病の一種になっているのです。
たとえば戦争でワクチンが行きわたらなかったウクライナでは、ワクチンを接種した人
は国民の34％しかおらず、ブースター（追加免疫）接種はほとんど行われていません。で

も、世界中の報道機関が戦闘の報道を続けていても、ウクライナで新型コロナが流行しているという報道はまったくありません。

しかし、そういう世界の状況を、**日本の大手メディアはまったく報じません。**

そのために日本国民は相変わらずワクチンを信仰し、そのワクチン信仰がさらに被害を増やすという悪循環に陥っているのです。

ワクチン接種率世界一、コロナ感染、死亡率も世界一の日本

あまり知られていませんが、2022年後半から日本は、ワクチン接種率が世界1位となり、2024年現在もそれをキープしています。

その一方で、WHOの発表では、日本は2022年11月以降、たびたび感染者数が世界一となっています。

そして2022年11月からの日本の新型コロナによる死者数は、アメリカに次いで世界2位です。人口あたりに換算すれば日本が断トツの世界一です。

2022年12月の第4週の1週間で、世界全体では新型コロナの死者は約1万人でした。

そのうち15％以上が日本人の死者だったのです。

２０２２年と言えば、かつてのような新型コロナの猛威は、すでに世界では収まっていました。新型コロナの初期には世界中で、病院がひっ迫し死者が激増する様子が報じられていましたが、そういうニュースはすでにありませんでした。だから世界中のほとんどの地域で、もはや新型コロナは収まっていたのです。

にもかかわらず、日本だけが２０２２年12月になっても相変わらず、感染者や死者が増加し医療はひっ迫していたのです。

そして、もっとも恐ろしいのが、国民のほとんどが世界のニュースを知らないということです。感染者や死者が増えていることは知っていても、「日本が今、世界で一番新型コロナの被害が大きいこと」「世界ではもはやワクチンを接種している人々は非常に少ないこと」は知りません。

もしこのニュースが国民に知れわたれば、絶対にこう思うはずです。

「日本の感染爆発はワクチンが原因じゃないの？」

そしてワクチンを打つ人はいなくなるはずです。

実際、欧米では国民が新型コロナ・ワクチンの矛盾をデータで知り、２０２２年以降はほとんどワクチン接種を行っていません。日本だけが２０２２年以降も大量のワクチンを打ち続け、被害を拡大し続けていたのです。

つまりは、日本ではワクチンに関するネガティブ情報が一切報じられないので、国民はワクチンを信じ続け、新型コロナで死んでいったのです。

世界よりも2年も遅いコロナ・ワクチンからの撤退

２０２４年から新型コロナワクチンの接種は、有料になりました。

しかも年に１回だけで、政府の補助が出るのは65歳以上か、重症化の危険がある人だけということです。一時は、全国民に対して３か月に１回ワクチンを打つべしと政府は言っておりましたが、事実上、65歳未満は打たなくていいことになったのです。

しかし、これは世界でもっとも遅い対応なのです。世界より2年以上遅れているのです。

２０２２年以降、大々的に新型コロナ・ワクチン接種をしていたのは、もはや日本だけで、世界ではもう２０２２年の段階からワクチンから離れているのです。

たとえば、新型コロナで世界最大の被害を出したアメリカでは、２０２１年の秋くらいから、接種率がほとんど伸びていません。つまり国民はすでにワクチンを打っていないのです。このことについても日本の大手メディアは、まったく報じませんでした。

アメリカは、世界にワクチンを売らなければならないので、安全性の保障として一応承認するけれど、国民自体はワクチンのことを２０２１年の段階で見限っており、ワクチン接種はまったく進んでいないのです。

だから、ブースター（追加免疫）接種率は日本の約半分の30％台なのです。

日経新聞のサイトのデータによると、２０２２年10月時点でのアメリカでの接種状況は次のようになっています。

１回接種した人　**78・7％**
２回接種した人　**67・2％**
３回接種した人　**33・4％**

これを見ると、アメリカでは接種回数が増えるごとに接種する人が大幅に減っているこ
とがわかります。

3回接種した人の割合は、日本の約半分以下しかいないのです。そして、アメリカ人の
ワクチン接種率の数字は現在ほぼ動いていません。

アメリカは、日本よりもはるかに新型コロナで犠牲者が出ています。

そして新型コロナのワクチンはアメリカの企業、ファイザーが開発したものです。だか
ら、もしワクチンが効くのであれば、アメリカ人が率先して打っているはずです。

「アメリカ人の3割しかブースター接種をしていない」

それがこのワクチンの答えなのだと筆者は思います。

かつてアメリカは世界最大の新型コロナ感染国であり、感染者も死亡者も断トツで世界
一でした。しかしアメリカは、日本よりはるかに早く新型コロナ騒動を収束させました。
メジャーリーグの中継などを見ても、2022年の段階でマスクをしている人などほと
んどおらず普通の生活に戻っていました。

2021年まで欧米ではワクチンの義務化さえ検討し、ワクチンパスポート（接種を済

ませた人に向けて公的に発行される証明書）などワクチン接種を強力に進めていました。

しかし2022年に入ってからワクチンパスポートなどは相次いで廃止され、ワクチン接種自体も大幅に縮小され、現在では事実上、ほとんどコロナ・ワクチンを打っていません。

たとえばイタリアでは、2022年10月に新首相に就任したメローニ女史は、就任してわずか4日後にすべてのワクチン義務を廃止しました。イタリアは50歳以上の人にワクチンを義務づけるなど、ワクチン接種率が非常に高い国でした。ブースター接種率は、日本よりも高い75％となっていました。

2022年10月の時点で、イタリアの人口あたりの新型コロナ感染率は韓国に次いで世界で2番目に高かったにもかかわらずです。

もちろん、イタリア国民は、ワクチンに強い疑念を抱き、新しく首相に就任したメローニ女史は国民の意を汲んで、ワクチン義務を廃止したのです。

本当に恐ろしいことなのですが、イタリアが50歳以上の国民にワクチンを義務化したとき、日本の大手メディアはこれを大きく報じました。しかし新首相がワクチン義務を廃止したとき、日本のメディアでこれを取り上げたところは、まったくといっていいほどありませんでした。偏向報道にもほどがあるということです。

またイギリスでは12歳未満のワクチン接種を中止しました。デンマークでは50歳以下のワクチン接種を中止しました。

にもかかわらず、日本では、2022年以降もワクチン接種の推進を加速させ、子供たちへの接種も大々的に行ってしまいました。

〝コロナ以外の感染症も大流行〟の恐怖

コロナ・ワクチン接種が始まって以降、コロナ以外の感染症も異常に増えています。

2023年の夏には、季節はずれのインフルエンザの大流行が起き、学級閉鎖をする学校も多数ありました。こういうことは、日本の感染症の歴史上初めてです。

また帯状疱疹やマイコプラズマ肺炎、梅毒なども大流行しています。

日本社会全体が何か病魔に蝕《むしば》まれているような、そんな状態です。

実は今の日本の異常な状態は、ある程度予想されていたものでもありました。

前述したように、2022年1月の段階で、欧州連合（EU）の医薬品規制当局は、新型コロナウイルス・ワクチンのブースター（追加免疫）接種を頻繁に行うと免疫系に悪影響を及ぼす恐れがあると警告しています。

「ブースター接種を頻繁に行うと免疫系に悪影響が起きる」

この警告が、今の日本でまさに体現されているのです。

日本の専門家の中にも、当初から新型コロナ・ワクチンの危険性を訴える人はたくさんいました。その中には、大家と呼ばれる人も少なからず含まれていたのです。

たとえば、予防内科学、過剰診療研究などの第一人者であり、政府の諮問機関の委員なども歴任していた新潟大学名誉教授の岡田正彦氏、大阪市立大学名誉教授の井上正康氏、そして前述した薬剤疫学などの第一人者である京都大学名誉教授の福島雅典氏等々です。

しかし政府は、ワクチンのリスクを訴える専門家たちを遠ざけ、ワクチンを推奨する専門家ばかりを政府の機関に入れました。

ワクチン懐疑派の学者が、当初から主張していたのは次のようなことでした。

「コロナ・ウイルスは変異を繰り返すからワクチンを打ってもコロナを制圧できない」

「副反応の被害がかなり出るのではないか」
「免疫力が弱まり、ほかの病気になったり、コロナ以外で死ぬ人が増えるのではないか」
これを見れば、ワクチンに懐疑的な専門家の方が述べていたことが、まさにすべて今の日本社会で現実に起こっているのです。

しかし大手メディアは、政府の意向を汲み、ワクチン推進派の専門家の意見ばかりを報道し、ワクチン懐疑派の意見はほとんど報じていません。いまだにワクチン懐疑派の専門家が、大手メディアのニュース番組などに登場することはほとんどありません。

ワクチンに関しては、欧米の国々でも推奨の報道ばかりがされてきました。しかし欧米では、ワクチンのネガティブ情報を報じるメディアもありました。欧米各国でワクチン接種が60%くらいで頭うちになったのも、そのせいだと思われます。

が、日本の大手メディアは、徹底的にワクチンのネガティブ情報を遮断してきました。

「日本のマスコミは死んでいる」のです。

第4章

政治家、官僚、製薬会社、WHOの無責任さ

政府のウソと無責任さ

前章で述べたように大変な薬害問題となりつつある新型コロナ・ワクチンですが、残念なことに日本人の8割が1回以上の接種をしています。

なぜ日本人の8割の方が接種したかというと、おそらくほとんどの人は「国があれだけ安全で効果があると宣伝しているのだから打つべきだろう」と思ったことだったはずです。

厚生労働省をはじめ政府は全力で新型コロナ・ワクチンの接種を推進しました。

「この新型コロナ禍を終わらせるため」

「副反応はほとんどありません」

「もし重篤な副反応があっても、すぐに手厚く補償します」

これらの宣伝文句を信じてワクチンを接種した方がほとんどだと思われます。

しかし、厚生労働省のこれらの宣伝文句はほとんどウソでした。

ワクチンを打てば打つほど感染が拡大し死亡者も増えました。ワクチン接種後に原因不明の体調不良に悩まされる人も激増しています。

ワクチン接種後に急死したり、重篤な副反応に見舞われたりしても、なかなか厚生労働省は補償をしてくれません。

「なんでこんなに厚生労働省は無責任なのだ！」

コロナ・ワクチンの被害に遭われた方やその家族はみな、そう思っているはずです。

身近にワクチンで被害を受けた人がいない方の中には、こういう話を「とても信じられない」と感じた方も多いと思います。

「まったく効果もなく、害にしかならないようなワクチン、しかも人体に重大な影響を及ぼすかもしれないワクチンをあんなに大々的に推奨し、接種を半ば強制する、そんな鬼畜な所業を、いくら政治家や役人が腐っているとはいえ、できるのか？」

「メディアもこんな歴史に残るような悪行をなぜスルーしてきたのか？」

と思う人もいるはずです。

筆者も、その気持ちは理解できます。

「こんなにひどいことが起きるのか？」

といまだに信じられない気持ちもあります。

しかし明確なデータを丁寧に追っていけば、これらのことは事実だとわかるはずです。

信じたくない気持ちは理解できます。しかし自分や家族の健康、命に関わることなので、冷静に客観的に事実を確認していただきたいと思います。

実は、筆者はコロナ・ワクチン接種が開始された当初から、このワクチンについては懐疑的でした。ワクチン接種が始まった2021年3月の時点で、自分のメルマガなどで、

「まだこのワクチンを信用してはダメ」

「ワクチン接種は慎重にすべき」

と繰り返し述べてきました。

それを読んだ方からは、お叱りのメールをいただくことも度々ありました。それは当時の世界の状況から見れば無理もないことだと思います。

「こいつは陰謀論に染まっている」などと中傷を受けることも多々ありました（現在ではそういう意見は非常に少なくなりましたが）。

元官僚として言わなければならないこと

ここで、なぜ筆者が新型コロナ・ワクチンに対して最初から懐疑的だったのか、という

お話をしたいと思います。

2020年の暮れに新型コロナ・ワクチンの開発に成功したというニュースが流れたとき、筆者は、ほかの世界中の人々と同様に喜びました。これで不自由な新型コロナ禍の生活から解放されると思ったものです。

が、一方でこの新型コロナ・ワクチンに対しては懐疑的な見方をする専門家も最初からおられました。

「コロナというものを人類は今までワクチンで制圧したことはない」

「ワクチンの開発は本来、何十年もかかるもの」

「ワクチンをつくっても一時的にコロナを鎮めることができるだけで、すぐに変異株が出てきて役に立たなくなる」

「今回のワクチンを打つと免疫力が落ちて、ほかの病気で死ぬ人が増える」

このようなことは、一部の専門家の間では最初から言われていたのです。

筆者は専門家ではありませんので、ワクチンが有効か無効かの判断はつきませんでした。

しかし懐疑的な意見は気になり、積極的に情報を集めておりました。

そして前述した通り、アメリカでワクチン接種が始まったばかりのころ、元ホームラン王のハンク・アーロン氏が、

「ワクチンの安全性を身をもって広めたい」

ということで自ら率先してワクチン接種をし、その数日後に死亡したというニュースが報じられました。このとき、この「ワクチンは危ないのじゃないか」と思うようになったのです。

しかも、このニュースは一度出ただけで、後日報道がほとんどなされませんでした。そして、この後、ワクチンに関するネガティブ情報がほとんど報じられなくなったのです。

「ハンク・アーロン氏の死亡について詳細が報じられなかった」

このことが、筆者を決定的に**「ワクチン懐疑派」**にしたのです。何らかの情報操作、情報統制がされないと、こんなことはあり得ません。

筆者は、何か非常に危険なものを感じたのです。

政治家や役人はあなたが思っているよりずっと無責任

そして、筆者にはもう一つワクチンを疑う要素がありました。

多くの国民は、

「なんやかんや言っても、政府がこれほど大々的に宣伝して推奨しているのだから、ワクチンは打つべきなのだろう」

と思ったはずです。

でも筆者は元国税調査官であり、元国家公務員です。政府、政治家、役人が、非常に無責任だということを肌身で知っています。彼らは国民のことなど露ほども考えていません。

彼らの頭にあるのは**保身と利権**だけです。

だから、筆者はいくら国が大々的に宣伝しても、

「そんなの信用できない」

と思い、自分で新型コロナ・ワクチンの有効性、安全性の情報をできる限り集めてチェックしていたのです。国が発する情報だけではなく、たとえばハンク・アーロン氏のその

後の情報をアメリカの記事で調べたりしたのです。

すると、このワクチンは到底、信頼するには足らないものだとわかってきたのです。

くれぐれも肝《きも》に銘《めい》じておいてください。「政治家や役人を信用してはならない」と。

我々は、徹底的に彼らを監視しチェックしなければ、自らの命や生活は守れないのです。

日本は、そういう国になっているのです。

河野太郎氏の呆れる無責任発言

国のワクチン政策の無責任さを象徴するのが、自民党の衆議院議員の河野太郎氏だといえます。

河野太郎氏は2021年1月18日、菅義偉内閣においてワクチン担当大臣に任命されました。河野太郎氏は、とにかくワクチンを国民に打たせることが正義だとし、ほかの意見を一切封じ込めました。彼のこの姿勢こそが、日本のワクチン政策の方向そのものだともいえます。

河野太郎氏は、ワクチン担当大臣に就任して以来、さまざまなメディアに出まくって、ワクチンの有効性と安全性を喧伝しました。

人気ユーチューバーである「はじめしゃちょー」やタレントの中川翔子さんなどと対談し、若者に対するワクチン接種推奨活動も精力的に行いました。

彼が当時、さまざまなメディアで喧伝していた内容は以下のようなことでした。

「ワクチン接種をすればそもそも感染しない可能性が高い」
「アメリカでは2億回ワクチンを打って1人も死んでいない」
「国民のほとんどがワクチンを打てば日本の感染状況は収まる」
「万が一、ワクチン接種後、死亡するようなことがあれば4000万円以上を支給する」
「ワクチン接種後の国民の健康状況は詳細に追跡し、そのデータを公表する」

今となっては河野太郎氏が言っていたことは、ほとんどはずれていることがわかります。

「ワクチンを打てば感染そのものを防ぐ可能性が高い」
「2021年のうちに日本ではコロナが収まり、2022年の初頭には世界でコロナが収まる」

このようなことなど、まったくの絵に描いたモチでした。

日本は2021年11月に国民の大半がワクチンの2回接種を終えました。しかし、その直後に感染が大爆発し、過去最高の感染者数、死亡者数を出しました。医療のひっ迫度合いも、この2021年の年末から2022年年初にかけてのものがもっともひどかったのです。

ワクチンを打っても感染するし、人にもうつします。ほとんど重症化しない若い人に対して、「大事な人を守るためにワクチンを接種しましょう」とさんざん喧伝しておきながら、これも**まったく無駄なこと**だったのです。

若い人たちは、何のメリットもなく、底知れないデメリットのあるワクチンを打たされてしまったのです。日本の若い人の大半はワクチンを2回打ってしまっています。日本人としてこれほど悲しむべきことはないでしょう。

「アメリカは2億回打って1人も死んでいない」という大フェイクニュース

河野太郎氏の発言は、非常に悪質なフェイクニュースでもありました。

たとえば、「アメリカでは2億回打って1人も死んでいない」と言っていますが、これはまったく正確ではありません。当時アメリカではすでにワクチン接種後に1万人以上の死亡者が出ていました。そしてその多くは「ワクチンとの因果関係は証明されていない」だけであって、明確に「因果関係がない」ということではなかったのです。

さらに同氏は悪質なことに、

「ワクチン接種後に死亡者は出ているが、それはワクチンのせいではなく他の要因や寿命で死んだ」

という言い方をしています。

しかし、アメリカの新型コロナ・ワクチン接種後の死亡者の数は、ほかのワクチン接種後の死亡者に比べて明らかに異常値を示していました。ワクチンを打って数日以内に死亡する人が多かったのです。

もしほかの要因や寿命で死亡したのであれば、特定の日に死亡者が集中することはありません。日々平均的に死亡するはずです。だから新型コロナ・ワクチンの接種は、統計的に見ると明らかに死亡者を増やす要因となっていたのです。

にもかかわらず、河野氏は「ワクチン接種後の死亡はワクチンとはまったく関係ない」かのような発言を続けています。しかも2024年の現在でさえ、まったく改めずに同様の発言を繰り返しています。

これまでの薬害の歴史を見ても、その時点では安全とされていた薬品でも、後から害があることが判明するものです。特に今回のワクチンは、数か月という短期間でつくられたもので、数年後、数十年後の安全性はまったく保障されていないのです。

それらのことを考えれば、このワクチンを手放しで安全だと発言することは絶対にできなかったはずです。

しかし河野太郎氏は、このワクチンのネガティブな部分は一切語らずに、絶対に安全で絶大な効果がある**「夢のワクチン」**のように喧伝しているのです。

「反ワクチン」という言葉で反対意見を封印

河野太郎氏の悪質な所業の中には、「反ワクチンという言葉を多用し国民を分断した」こともあります。

河野太郎氏は、ツイッターやユーチューブなどで、「反ワクチン」という言葉を頻繁に使いました。反ワクチンという言葉を日本に広めたのは、河野氏だといっても過言ではありません。

反ワクチンというのは、「ワクチンに疑問を持つ人」すべてのことです。河野太郎氏は、今回のワクチンに少しでも疑問を呈する人や専門家のことを「反ワクチン」というレッテルを貼り、**「非科学的」「陰謀論」**などとして攻撃し続けました。

一国の大臣が、「ワクチンを絶対的なもの」「ワクチンを信じない者は陰謀論者」などと喧伝し続けたのですから、国内における影響力は計り知れません。

しかし何度も触れたように、今回のワクチンは異常な短期間でつくられた試験的なものです。どんな欠陥が秘められているかわかりません。いろいろな疑問を出し合い、リスク情報を共有し合うことは、最低限度必要な科学的な作業だったはずです。

河野太郎氏は、ブログやツイッターなどのＳＮＳを積極的に使う一方で、少しでも自分に批判的な意見を持つ人のことを簡単にブロックしてしまうので、「ブロック太郎」という異名も持っていました。

２０２２年10月には、ワクチン被害者の会（ワクチン被害者を繋ぐ会）がつくられました。この会は、ワクチン接種後数日で死亡した人の遺族を中心につくられたものです。健康に暮らしていた人がワクチン接種後、数時間から数日で死亡したにもかかわらず、国からは**「因果関係不明」**とされ、何の補償も受けられない人が続出していました。その多くは泣き寝入りを余儀なくされていました。

が、そういうワクチン被害が増加し続け、さすがにもう黙っていられないということで、被害者の会がつくられたわけです。

河野氏はこの「ワクチン被害者を繋ぐ会」の存在はまったく無視しました。それどころか、ワクチン被害者を繋ぐ会に参加している被害者遺族のツイッターアカウントをブロックするという暴挙にも出ています。

もともと河野氏は、自分の名前をネットで検索し、批判的な意見を持っているアカウントをあぶり出してブロックすることを前々から行っていました。そしてこともあろうか、ワクチンで死亡した遺族のこともネットで検索してあぶり出し、あらかじめブロックしていたのです。

遺族の方たちは、河野太郎氏のツイッターに抗議をしたりしていたわけではありません。河野氏に対して何の行動もとっていないにもかかわらず、彼のほうから遮断したのです。

「ワクチン被害の責任は自分にはない」という河野太郎氏

しかしワクチンの効果がいつまでたっても現れず、ワクチン被害の実態などが明らかになっていくにつれ、ネットなどでは河野太郎氏を批判する意見も多く見られるようになってきました。

河野氏はかつて週刊誌に「ワクチンに関して全責任を取ると述べた」と書かれたこともあり、「責任を取れ」という声が強くなってきたのです。

それに対して、２０２２年12月31日に河野太郎氏は反論のブログを書いています。そのブログでは、「（ワクチンの）運び屋の私が後遺症について責任を取るなどという発言をしたことはありません」などと述べ、自分の責任を一切認めずに、言い逃れに終始するまったくみっともないものでした。

河野氏の言い訳の趣旨は、「自分は専門家の意見に従ってワクチンを調達し、国民に配布しただけ」というものでした。

しかし一国のワクチン担当相が、「絶対に安全で絶大な効果がある」とさんざん喧伝してきたのですから、国民の多くが盲信してしまうのも無理はありません。彼は、これらの発言について全面的に責任を負わなければならないはずです。

「責任を負うとは言わなかった」

このような幼稚な言い逃れが通用するはずはないのです。

そして河野太郎氏の重大な過失は「深刻な副反応被害について、まるでなかったことのように扱って無視してきたこと」です。

ワクチン接種が始まるとすぐに、いや、日本でワクチン接種が始まる前からワクチンに関する危険な情報は出ていました。また多くの専門家や、直接の被害者などもネットなどでワクチンの危険性を発信していました。

河野氏は、それらの重要な情報をすべて黙殺し、ワクチンに少しでも疑問を持つ人に対しては、「反ワクチン」「陰謀論」などと決めつけ愚弄《ぐろう》してきたのです。

河野太郎氏のこの姿勢は、日本のワクチン政策の姿勢ともなったのです。そしてこの姿勢のために日本の国民はコロナ・ワクチンで甚大な被害を被ったのです。

国がワクチン接種を推進する本当の理由

政治家や政府、厚生労働省というのは、国民の健康を真剣に考えたりはしません。非難されないような**立ち回りを最優先に考えている**のです。

もともと新型コロナ・ワクチンは、WHOがその効果を認め、大々的に推奨したものです。そのために先進諸国をはじめ、世界中の国々がこぞって接種を進めてきました。

日本の政府、厚生労働省にとっても、このWHOの方針に逆らうことはできません。ワクチンに関して独自の判断などを一切することなく、WHOの推奨するスタンダードのコロナ対策を進めることが最良の選択だったのです。

なぜならWHOの推奨することさえやっていれば、日本政府は責任を取らなくていいからです。政治家や役人が一番気にかけていることは、**「責任を負わされること」**なのです。

だからワクチン接種について疑義をはさむことなど一切許されず、追跡調査をして効果や安全性を確認することさえほとんど行ってこなかったのです。

もし日本政府が独自にワクチンの有効性に疑問を呈し、ワクチン接種を進めなかったとしたら、新型コロナ対策において、全面的に責任を負わなくてはなりません。失敗したら、国民から轟轟《ごうごう》と非難が巻き起こります。政府や厚生労働省にとっては、それが一番怖いことなのです。

ただし国際的スタンダードの対策を行っていれば、もし後で被害が出たとしても、

「ワクチンは国際的にスタンダードな唯一の対策だった」

という言い訳ができるのです。

つまり日本政府、厚生労働省は、国民の命を救うために真剣に考えることはせずに、「後で責任を問われないようにする」ことだけを考えているのです。

日本は、ワクチン2回接種者の割合が80％を超えており、先進国の中でも非常に高いものです。ワクチンを打った方の多くはこう考えたはずです。

「副反応は怖いけれど、政府がこれだけ大々的に推奨しているのだから、これが最善の方法なのだろう」と。

しかし日本政府は、国民にとって最善の方法を慎重に選んで決めているわけではありません。政治家も官僚も医療専門家も、とにかく眼前の自分の立場を守ることだけだったのです。

行政機関の末端にいた筆者としては、そういう行政当局の「根本の無責任さ」を嫌というほど知っています。だから、筆者は最初から日本の新型コロナ対策に疑問を呈し続けてきたのです。

厚生労働省のワクチン接種率は10%？

厚生労働省の職員がいかに無責任であるか、わかりやすい例を挙げたいと思います。

2022年11月、有志国会議員の間で「新型コロナワクチン接種と死亡事例の因果関係を考える勉強会」というものが開かれました。この勉強会は有志の超党派の国会議員でつくられた「子どもへのワクチン接種とワクチン後遺症を考える超党派議員連盟」が主催したものです。

　ここには国会議員のほか、医療関係の専門家やワクチン接種被害者の会、厚生労働省の職員なども参加しています。

　この勉強会の中で京都大学の名誉医学教授の福島雅典氏が、厚生労働省の職員に対し、

「なぜ（被害者の）全件調査をしないんだ」

と怒りを爆発させておられました。

　また被害者の会には、妊娠中に旦那さんを亡くされた女性（子ども3人を抱える）もおられました。この女性の旦那さんは、妊娠中の女性にコロナをうつさないようにという厚生労働省の呼びかけに応じてワクチンを打ち、健康状態に何の問題もなかったのに、接種後3日目に亡くなられたのです。にもかかわらず、1年以上経っても因果関係は不明とされ、補償も行われていなかったのです（この4か月後、ようやく補償が行われました）。

　この女性は、

「あなたたちの言葉を信用し、夫はワクチンを打ったのです」

と厚生労働省の職員に訴えましたが、職員側からの反応はありませんでした。

また福島教授などが、

「**厚生労働省の職員の接種率は10%**という話があるが、本当のところはどうなんだ？」

と詰め寄りました。インターネットなどで厚生労働省の職員はワクチン接種率10％という噂が流れていたので、その真偽をただしたわけです。

この問いに対して、厚生労働省の職員は即座に否定はできず、

「現状を把握していません」

と答えるだけでした。

「今日中にデータを調べるように」

と言われていましたが、いまだに発表はありません。

この「厚生労働省職員の接種率10％」という噂は、ネットではかなり広がり、陰謀論扱いもされてきました。

が、厚生労働省職員のワクチン接種率は、いまだに公表されていないのです。

もし全国民と同程度のワクチン接種率であれば、すぐに公表できるはずです。また、コロナ・ワクチンを大々的に推奨してきた厚生労働省としては、職員の接種率くらいは公表して当然のはずです。

にもかかわらず、公表できないということは、全国民の接種率よりもかなり低いことが予想されます。

このワクチンは健康な人が接種して3日後に死んでも何の補償もしてくれないのです。もし本当に効果がある、安全だと思って接種を推進しているのであれば、副反応などがあった場合も、誠実に対応するはずです。

厚生労働省は「効果がないこと」「安全じゃないこと」を自分たちが知っているから、それを隠そうとしているとしか考えられません。

しかも非常に非常に残念なことに、この勉強会にNHKなど数社のメディアが取材に来ていたのに、大手メディアでは一切、報じられていないのです。

メディアは厚生労働省に忖度しているわけで、太平洋戦争中の新聞社とまったく同じなのです。

「新型コロナワクチン接種と死亡事例の因果関係を考える勉強会」の動画は、ユーチューブやニコニコ動画でも配信されていましたが、すぐに配信停止になっています。

本当に危ない世の中になってきたものです。

しかしX（旧ツイッターなど）では、この動画は今も配信されています。

特に福島雅典教授が、厚生労働省職員に怒りをぶつけている場面は、数百万人の人が閲覧し、英語、フランス語、イタリア語などにも翻訳され、世界中の医療関係者から喝さいを浴びています。

福島教授の怒りは、世界中の良心的な医療関係者の怒りを代弁したものだったのです。

Xで「福島先生」で検索してみてください。


筆者は厚生労働省に対して強く言いたいです。

「厚生労働省の職員の接種率を公表しろ」と。

厚生労働省の職員たちがコロナ・ワクチンをまともに接種していないのであれば、彼らはワクチンの危険性を認識していたことになります。つまりは、危険性を認識していたにもかかわらず、国民にはそれを推奨し、半ば強制的に打たせてきたのです。ほぼ**「未必の故意による殺人罪」**だといえるでしょう。

また厚生労働省はこれまでコロナ・ワクチンのデータに関しては偽造すら行ってきましたので、彼らの自発的な調査では信用できません。

なので、第三者機関などを設けて調査すべきです。

国民の皆様、これは必要なことではありませんか？

どうか声をあげてください。ネットでもいいので。

コロナ・ワクチン政策における厚生労働省の本音

誰もが少し考えれば危険性が非常に高いはずのコロナ・ワクチンを、なぜ厚生労働省は、無責任に推奨してきたのか？

彼らがどういう心理状態で、このような愚行をしてきたのか、元官僚として読み解きたいと思います。

おそらく彼らは次のような思考回路でワクチン政策を進めてきたと思われます。

第一段階　ワクチン導入時期

WHOが推奨しているし、世界的にもワクチン接種をする国が多いし、日本でもやっておかないと国民がうるさいから、安全性には疑問もあるけれど、とりあえずやっておこう。

第二段階　ワクチン宣伝時期

危険性を主張する専門家もいるけれど、そういう意見をいちいち聞いていたら計画が進まないから無視して、政府の言うことを聞いてくれる御用学者ばかりを集めてメディアで喧伝させよう。

第三段階　ワクチン接種開始後

感染拡大や深刻な副反応などヤバいデータがいろいろ上がっていたけれど、今さら「このワクチンは効果がなく安全性に問題があった」などと言えば、責任が問われる。だから都合の悪いデータは隠して、とにかくワクチン接種を進めよう。

第四段階　世界中でワクチンに関する疑念が生じる

世界各国で、ワクチン接種をすればするほど感染が拡大し、多くの国がワクチンから離脱し始めるが、途中でやめるとワクチン政策の失敗を咎《とが》められる。幸い日本のマスコミは、ワクチンの悪い情報はほとんど報じていないし、国民の大半が危険性に気づいていないからこのまま続けよう。

第五段階　世界中でワクチン被害が報じられるようになる←現在

さすがにもう世界の情報は隠せないから、もうワクチンを強く推奨するのはやめよう。でも非は認めずに、事が収まるまでやり過ごそう。

政府の言うことを鵜呑《うの》みにしてしまう国民性

コロナ・ワクチン政策の失敗に関しては、日本人の国民性も大きく影響しています。「お上の言うことを鵜呑《うの》みにしてしまう国民性」と**「社会全体が上に従うことを強要する同調圧力」**です。

諸外国でも政府は、ワクチンを推進してきました。

しかし諸外国の場合、日本ほど報道に規制はなかったので、ワクチンの効果がないことや副反応リスクについてそれなりに報道されていました。

そのため諸外国では、政府が推奨しても国民がワクチンから離れたのです。また諸外国の政府も、ワクチンパスポートを廃止するなど、「脱ワクチン政策」を講じていました。世界中でワクチンが打たれなくなったのは、このためなのです。

しかし日本の場合は、政府のメディアへの圧力がきつい上に、メディア自体が率先して忖度し、ワクチンに関するネガティブ情報はほとんど報じられないため、国民の多くはワクチンを信じきってしまったのです。

そのため国民の多くがワクチン教の信者のようになってしまい、国民のほうから積極的にコロナ・ワクチンを求めるようになったのです。

実は日本政府にもかなり前から、ワクチンから離脱しようという動きはありました。世界の流れを見ていれば、それは当然のことです。

2022年4月の段階ですでに、自民党の作業チームが、ワクチンの4回目は高齢者や基礎疾患のある人を対象にするべきじゃないかという提言をしています。そして、ワクチンの効果などをゼロベースで見直すべきという意見も出るようになりました。

また今までメディアなどでさんざんワクチンを推奨してきた感染症専門医の忽那賢志《くつなさとし》医師なども「イスラエルのデータなどから見て4回目の接種はあまり効果がない」と発言し

ています。

この時期になると、さすがに政治家やワクチン推進者たちも、世界がワクチンから離れようとしていることに気づくようになったのです。

しかし、この動きに待ったをかけたのは、国民のほうでした。

これまでのメディア戦略などで、すっかりワクチン教の信者になってしまった国民たちが、「4回目のワクチン接種を早く始めてくれ」という要望を出すようになったのです。

そして、これまで政府も「ワクチン接種を進めれば支持率が上がる」傾向があったので、落ち目になりはじめていた岸田文雄内閣は、ワクチン推進継続に舵を切ったのです。

WHOと製薬会社の公然の癒着

ところで日本政府のコロナ対策の拠りどころとなっていたWHOですが、この組織は実は問題だらけ欠陥だらけなのです。

というのもWHOの運営資金は事実上、世界の大手製薬会社によって賄《まかな》われているからです。

これは、筆者が独自のルートから仕入れた秘密情報などではありません。WHOの収支報告に必ず出ているので、誰もが確認することができます。

WHOに対して世界各国が義務的に支払う拠出金は、WHOの財源全体のわずか17%にすぎず、財源の80%以上を民間団体の寄付などに頼っているのです。

そして、この民間団体からの寄付が実は**非常に危ない**のです。というのも民間団体からの寄付金の多くが、製薬業界からのものなのです。

WHOは、製薬会社から直接寄付を受けることはできませんが、慈善団体などを経由することで事実上の寄付を受けていると指摘されています。だから、WHOの財源の80%は事実上、製薬会社が出しているのです。

このWHOと製薬会社との癒着《ゆちゃく》は、これまでもたびたび問題として指摘されてきました。WHOとしても、最大のスポンサーである製薬業界の機嫌を損ねるわけにはいかず、製薬業界の意向を汲んだ施策を打ち出すことになります。新型インフルエンザの際にも、WHOがワクチンの必要性をあおったために、製薬会社は莫大な利益を上げていました。今回の新型コロナ禍でも、ファイザーなどの世界的製薬会社はかつてないほどの利益を上げました。

日本政府は、WHOの意向に沿う形でワクチン接種を行ってきましたが、それは結局、製薬会社の意向に沿っていただけだったのです。

また日本政府自体も、WHOと製薬会社の癒着について知らないはずがないのです。もし知らないとするならば**相当の政治オンチ**です。知っているのに、あえて製薬会社の意向通りの対応を行っていたのです。

製薬会社は世界の有名大学とも癒着

ファイザーなどワクチン製造各社は、新型コロナワクチンの開発に成功した当初は、

「ワクチンには高い感染防止効果がある」

と発表しました。

そして、世界各国の医学者たちがこぞって、

「6〜7割の国民がワクチンを接種すれば集団免疫が得られる」

と主張しました。

そのため、先進各国は大急ぎで国民にワクチン接種を行いました。

が、いち早くワクチン接種を進めたイスラエル、イギリスなどでは、いったん感染者数が激減したものの、その後、以前に増して感染が爆発するようになりました。

イスラエルもイギリスも、ワクチン接種前からロックダウンや強い社会規制を行っており、いったん感染者が激減したのも、ワクチンのおかげだったのか、社会規制のおかげだったのかは不明なのです。

どちらの国もワクチン接種が進み、社会規制をはずした途端に、また感染者が激増しているのです。

そしてイスラエル、イギリス両国とも、ブースター（追加免疫）接種などを世界に先駆けて行いました。が、世界最悪レベルの感染者を出しているのです。また先進国のほとんどでワクチン接種開始前よりも、ワクチン接種後のほうが、新型コロナでの死亡も多いのです。

これらのことを見れば明らかに、当初、**製薬会社が発表したような効果は得られていないことがわかるはずです。**

にもかかわらず、なぜ先進各国は製薬会社の発表を鵜呑みにしてしまったのでしょうか？

それは製薬というシステム上の問題もあるのです。

新しい薬をつくるためには、莫大な初期投資がかかります。そして本来、新薬をつくるには何年も何十年もかかります。しかも、それだけ長い期間かけて研究した薬でも、あまり効果が出ずに失敗するケースも多々あります。

製薬会社は、そういう莫大な投資を、新薬を発売することで回収しなければならないのです。

新薬は、世界各国で「国家の承認が必要」というシステムになっています。もし国の承認が得られなければ、新薬は発売できません。

そのため製薬会社は国の承認を得やすくなるように、さまざまな工作をしています。たとえば日本の製薬会社は、厚生労働省から大量の天下り役人を受け入れています。また世界各国の製薬会社は、公的機関や大学の研究機関などに莫大な寄付を行っています。世界の薬学系の大学の研究機関は、製薬会社の寄付がなければ成り立たないほどになっているのです。

となれば、もちろん公的な医療機関や大学などは、あからさまに製薬会社に不利になるようなことは言いません。

そういう製薬業界の状況に、新型コロナの緊急性も加わり、

「新型コロナ・ワクチンの成功に誰も異を唱えられない」

という現在の状況が生まれてしまったのです。

日本のコロナ分科会にもファイザーの関係者が

製薬業界と、政官界がいかに癒着しているか、わかりやすい例を挙げたいと思います。

政府は、新型コロナの流行にともない、「新型コロナ対策分科会」という諮問《しもん》機関を発足しました。「新型コロナ対策分科会」というのは、各分野の専門家（主に医療関係）がコロナ対策を話し合い、政府に提言するのが役割でした。

あの尾身茂氏が会長として、たびたび「コロナ対策」の記者会見などを行っていたので、ご記憶の方も多いはずです。

コロナ・ワクチン接種政策もこの「新型コロナ対策分科会」によって強力に推し進められてきました。

が、この「新型コロナ対策分科会」は、コロナ・ワクチン製造メーカーの最大手である

ファイザー社とズブズブの関係だったのです。

医師の和田耕治氏は、2020年4月からコロナ対策分科会のメンバーでしたが、2022年6月に分科会をやめ、同年8月からファイザー社に入社しています。この和田耕治氏のファイザー入社は、国会でも取り上げられたためか、わずか1年でファイザーを退社しています。

また医者で川崎市の医務監だった坂元昇氏は、1990年から1995年までファイザー社の統括部長をしていましたが、コロナ・ワクチン分科会のメンバーになっています。このように、コロナ・ワクチン政策を決める重要な諮問機関に、ファイザーと関係のある人物が入り込んでいたわけです。

まるで悪い冗談のような話ですが、**残念ながら事実**です。普通に公表されていることですので、もし気になる方は、自分で確認してみてください。

第5章

なぜコロナ・ワクチン被害は報じられないのか？

10代の子のワクチン接種後死亡を報じない大手メディア

このコロナ・ワクチンに関しては、マスコミにも大きな責任があります。

大手マスコミは、コロナ・ワクチンの被害などについて、ほとんど報じてこなかったのです。まるで報道統制がされていたかのように、です。

前述したように、コロナ・ワクチンの被害というのは国が認めているものだけでも大変な数になっています。厚生労働省が認めたワクチン死（ワクチンとの因果関係を否定できないと認定したもの）だけでも、８００件以上もあるのです（２０２４年9月現在）。

これらの重大なコロナ・ワクチン被害のことを大手メディアはほとんど報じてきませんでした。

大手マスコミが報じなかったのは、厚生労働省のワクチン被害データだけではありません。コロナ・ワクチン被害に関する重要な事象は、ほとんどまともに報じられなかったのです。

実は、コロナ・ワクチンは接種が開始された当初から、**「異常な接種後死亡」**がいくつも生じていました。

たとえば2021年3月、26歳の女性がワクチンを打った4日後に脳出血で死亡しています。これは政府も一応、発表しています。それなのに、なぜかテレビ等の大手メディアで報じられることはほとんどなかったのです。

2021年3月というと、ワクチン接種が始まったばかりのときです。しかも20代の女性が急死したのです。本来なら、新聞、テレビで大々的に取り上げられるべきです。

しかし、この件について、国民に広く知らされることはありませんでした。そのため、多くの老若男女の国民がこの情報を知らずにワクチン接種をすることになったのです。

また2022年1月には、13歳の男の子がワクチンを打って4時間後に死亡しています。やはりこれも大手メディアでは、まったくといっていいほど報じられませんでした。

現代日本では、10代の子が1人でも変な死に方をすれば、事故であれ、事件であれ、大々的に報じられるものです。しかし、この事件もまったく報じられなかったのです。

これらのことを大手メディアがほとんど報じなかったことは、明らかに異常なことです。

この時期、10代の子どもたちへのワクチン接種が開始されたばかりの時期でした。もし、この事件が報道されていれば、子どもたちの多くはワクチン接種を控えたはずです。

当時、10代の子が新型コロナで死亡するケースはほとんどありませんでした。しかしワクチン接種が開始されると、すぐに数名の方が亡くなっています。これはデマでもなんでもなく、**厚生労働省の資料でわかる**ことです。厚生労働省のサイトを見れば誰でも確認できます。逆に言うと、厚生労働省のデータを見なければ、これほど重要な事件が確認できないのです。

このような事例は枚挙にいとまがないのです。

2022年8月12日には、3回目のコロナ・ワクチンを接種した14歳の女の子が45時間後に死亡しました。しかしこの女の子が死亡したときも、どこの新聞もテレビも報じることはなかったのです。

この件は、後に厚生労働省が「コロナ・ワクチンとの因果関係を否定できない」と判定しました。そして、この件が大手マスコミで報じられたのは、なんと1年近く後の2023年の7月のことでした。

厚生労働省の〝データ捏造〟も報じず

また大手マスコミは、厚生労働省のコロナ・ワクチンに関する「データ捏造」についても、まともに報じませんでした。

2022年4月、厚生労働省が発表してきたワクチンデータに大きな誤りがあることが公表されました。これは大きな誤りというより、**捏造に近い**ものだったのです。

それまで厚生労働省はサイトにおいて、新型コロナ陽性者がワクチンを接種しているかどうか、何回接種しているかのデータをグラフにして公表していました。

このデータでは長い間、

「ワクチン接種したほうが圧倒的に新型コロナに感染しにくい」

という数値が報じられていたのです。

政府は、このデータを元にして、

「ワクチンを打ったほうが感染しにくいからワクチンを打て」

と国民にしつこく喧伝していました。ワクチン担当相をしていた河野太郎氏なども、このデータを元にして、「ワクチンは感染予防になるから自分のため、周りの人のためにも打て」と大宣伝していました。

が、この厚生労働省のデータは、コロナに感染した人で、

「ワクチンを接種したかどうかわからない人」

「ワクチンを接種した日がわからない人」

もワクチン未接種者の数に入れる、というメチャクチャなことをしていました。こういうことをすれば、未接種の感染者の人数が増えるのは当たり前です。

このことを名古屋大学名誉教授の小島勢二氏が、国会議員を通して厚生労働省に追及したのです。

すると厚生労働省が、データをこっそり修正したのです。

その修正したデータでは、大半の世代においてワクチン未接種者よりもワクチン2回接種者のほうが感染率が高くなっていました。つまりは、**「ワクチンを接種しないほうが感染しにくい」**ということです。

当時はワクチン3回接種者は未接種者よりも感染率が低いことになっていましたが、そ

れも目をみはるほど低いわけでありません。しかもデータから読み取れば、ワクチン3回接種者も、そのうち感染率が上がってきて未接種者よりも高くなることが予想されたのです。

つまりは「ワクチンを打ったほうが感染しやすい可能性が高い」ということだったのです。

この「データ修正事件」も本来、大変なニュースのはずです。

全国民の健康、命に関わる新型コロナ・ワクチンのデータに重大な誤りがあり、しかも限りなく捏造に近いものだったのです。政権が倒れるのは当たり前くらいの大問題のはずです。

にもかかわらず、ほとんどの大手メディアがこの問題をほとんど扱いませんでした。扱っても、「ちょっとデータに誤りがあった」程度で済ませてしまっていたのです。河野太郎氏も、「ちょっとした誤りで大勢に影響はない」と述べていました。

また2021年9月に行われたコロナ対策アドバイザリーボードにおいて、提出された厚労省のデータでは、65歳以上の人たちは、ワクチンを接種したほうが致死率が低くなっていました。しかし65歳未満の人たちでは、逆にワクチンを接種したほうがコロナに感染した際の致死率が高いという結果になっていました。

そして全年齢でも、ワクチンを接種したほうがコロナに感染した際の致死率が高いという結果になっていたのです。全年齢では、ワクチン2回接種者は、**ワクチン未接種者の約5倍も致死率が高い**というデータになっていました。

つまりは、2021年9月の段階ですでに、「ワクチンは重症化予防の効果もない」「少なくとも65歳未満の人にはデメリットしかない」という結果が出ていたのです。

しかし、このことについても、大手メディアはほとんど報じることがありませんでした。

本来これも大変なニュースのはずです。

新型コロナ・ワクチンには、感染予防効果もなく、重症化を防ぐ効果もないかもしれない、むしろ感染がしやすく、重症化しやすいかもしれない。このことが、国のデータからわかってきたのです。

こんな重要なニュースが、日本では報じられることがほとんどなかったのです。

その結果、世界の国々がワクチンから離れていっても、日本だけがワクチンを打ち続け、感染率や死亡率が跳《は》ね上がっていく、という結果を生んでしまったのです。

しかも、こともあろうに厚労省はその後、ワクチン接種回数ごとの詳細なデータを公表することをやめてしまったのです。

ワクチン薬害が報じられない恐ろしい理由

その結果、日本は、世界でもっともワクチンを接種した国になってしまいました。日本は1人あたりのワクチン接種率は3回以上と、断トツの世界一なのです。世界最大のコロナ被害を出したアメリカは2回程度なのに、日本人はアメリカ人の1・5倍もワクチンを打っているのです。

そして、日本がワクチン接種率世界一となった2022年の後半には、日本は世界最悪のコロナ感染率、コロナ死亡率となっているのです。しかも新型コロナ・ワクチンは、時が経つほどに深刻な薬害が次々に明るみになっています。

日本以外の国のほとんどは、多くても3回で打ち止めしており、2022年以降もワクチンを打ち続けたのは日本くらいだったのです。

日本以外の国では、コロナ・ワクチンに関する危険性やネガティブな情報がある程度は報じられていました。2022年1月の段階で、すでに欧州連合（EU）の医薬品規制当局は、新型コロナウイルス・ワクチンのブースター（追加免疫）接種を頻繁に行うと免疫系に悪影響を及ぼす恐れがあると警告しています。

またWHOも、2022年の段階で、「普通の人のブースター接種は推奨しない」と発表しています。

しかし、日本では大手新聞やテレビが、ワクチンのネガティブ情報をほとんど報じなかったため、いつまでもずるずるとワクチンを打ち続けたのです。

何度か触れましたが、そもそもワクチンというのは、通常は10年以上もかけて有効性と安全性を確認しながら完成させるものです。コロナ・ワクチンは、そういう過程をすっ飛ばして数か月でつくられたものです。常識的に見ても、有効性や安全性に絶対の信頼をおけるはずはなく、常にチェックしておく必要がありました。

にもかかわらず、日本の大手新聞やテレビは、ワクチンは絶対に有効で安全なものと喧伝していました。それどころか、絶対に有効で安全なものであることが大前提のような扱われ方をし、少しでもワクチンに疑問を持てば「非科学的」「反ワクチン」などのレッテルさえ貼られました。

なぜ日本の大手新聞やテレビが、ここまでコロナ・ワクチンを手放しで推奨してきたのでしょうか？

まず厚生労働省が強力に推進したことが一つあります。国が強力に推進していることなので、国から許認可をもらっているテレビ局は、国の方針に従わざるを得ないということです。

ただそれでも、国の方針が本当に正しいかどうかをチェックするのが、マスコミの重要な任務であり、マスコミの存在意義でもあります。それを怠《おこた》ったということは、大手新聞やテレビは**存在意義がない**といえます。

それともう一つ大きな理由があります。こちらの理由のほうが罪は大きいでしょう。

コロナ・ワクチンの推進にあたって、厚生労働省や製薬会社は、莫大な広告費を使っています。その広告費は、もちろんメディアに落ちることになります。大手新聞やテレビは、広告費という毒まんじゅうを喰わせられたために、真実を報じることができなかったのです。

特に、新聞社系のテレビ局は、まったくと言っていいほどコロナ・ワクチン被害を報じませんでした。

コロナ・ワクチンの被害のことは、細々ではありましたが地方テレビ局や地方紙で報じられることがありました。名古屋のCBCや関西のサンテレビなどです。

名古屋のCBCは一応、全国ネットのTBS系列です。しかしTBSというのは毎日新聞と連携はしていても、ほかのテレビ局のような資本的な関係はほぼありません。またサンテレビは神戸新聞の系列であっても、全国テレビネットには入っていない独立系の放送局です。つまり大手新聞との結びつきが弱い

1人あたりのコロナ・ワクチン接種回数　世界順位

順位	国	接種回数
1位	日本	約3.1回
2位	ベトナム	約2.7回
3位	韓国	約2.5回
4位	イタリア	約2.4回
5位	中国	約2.4回
6位	ドイツ	約2.3回
7位	フランス	約2.3回
8位	ブラジル	約2.3回
9位	イギリス	約2.2回
10位	バングラデシュ	約2.1回
11位	アメリカ	約2.0回

「NHKサイト 世界のワクチン接種状況」より著者が抽出

テレビ局だけが、コロナ・ワクチンの被害を報じていたのです。

逆に大手新聞とその系列のテレビ局は、いまだに**「コロナ・ワクチン絶対正義」**という姿勢を崩していません。大手新聞と系列テレビ局は、国民に対するかつてないほどの大罪を犯しているのです。

日本は〝報道の自由度ランキング〟で68位

日本では、大手新聞社はいずれもテレビ局との結びつきがあります。ただ実はこれは世界では珍しいことです。

新聞社がテレビ局を保有してしまうと、あまりにメディアにおける影響力が強くなってしまうので、新聞社がテレビ局を持つのを禁止している国もあるほどなのです。

しかし日本には、そういう規制はなく、まるで当たり前のように大手新聞社は全国に系列のテレビ局網を敷いています。

メディアというのは、世論を操作することもできるので、国家権力に匹敵するほどの巨大な権力を持っていることになります。

しかも、この巨大な権力は、巨大な利権によって守られているのです。

現在、地上波のテレビ局というのは事実上、新規参入ができません。テレビ放送を行うには、総務省の免許が必要ですが、日本で地上波のキー局にこれ以上免許を出すことはほぼありません。つまりテレビ業界というのは**完全な既得権業界**なのです。

日本で大手新聞社がテレビ局を保有しているのは、テレビ草創期に大手新聞社がこぞってテレビ局をつくったからです。まず読売新聞が日本で最初の民放の設立を行い、朝日、日経、毎日などがそれを見て相次いでテレビ事業に参入してきました。


また新聞業界には、「記者クラブ」というものがあります。

これは官庁などに、報道機関専用室のようなものが設けられ、メンバーだけが独占的に取材を行えるものです。この記者クラブは、各官庁、都道府県など800か所に及びます。記者クラブに入れるのは、既存の新聞社等に限られます。だから、新聞業界に新規参入がなかなかできないのです。先進国で、メディアにこのような閉鎖的な団体があるのは日本だけです。

つまり、日本の大手新聞社、テレビ局というのは、政府の規制に守られた巨大な利権集団なのです。

そして日本の大手メディアたちは、この利権があるために、政府の都合の悪いことはなかなか報じられなくなっているのです。新聞社の子会社であるテレビ局も当然のように、それに追随《ついずい》しています。

日本は「報道の自由度」の世界ランキングが68位と先進国ではありえないほど低くなっています。ほかの先進国や韓国だけではなく、チェコやスロバキアなどの旧共産圏国家、激しい人種差別があった南アフリカなどよりも、報道の自由度が低いと認定されているのです。

それは日本の大手メディアが、利権でがんじがらめになっているからでもあるのです。

その結果、

「新聞、テレビは同じことしか報じない」

「新聞、テレビは双方の利益に縛られて、自由に報道ができない」

「政府の都合の悪い情報は、新聞やテレビでは流れない」

こんな状況が生まれているのです。

また新聞やテレビは、自分たちの利益を優先するためには、巨悪にも目をつむってきました。

2023年、イギリスのテレビ番組に端を発した旧ジャニーズの性加害問題は、芸能界だけではなく、社会問題といっていいほど大きくクローズアップされました。

が、ここにきて旧ジャニーズ問題がクローズアップされることに、違和感を持った人も多いはずです。

同事務所のジャニー喜多川氏が所属の少年たちに性加害をしているというのは、30年以上も前から暴露本が出され、関連の裁判なども行われ、**「限りなくクロ」**という判断が出されていたものです。

にもかかわらず、この情報は一部の週刊誌や書籍が報じるのみであり、新聞、テレビなどで取り上げられることはほとんどありませんでした。

30年以上の長きにわたって、これほどの犯罪が**「公然の秘密」**とされてきたのです。

それは新聞、テレビにとって、自分たちの利益に関わることだったからです。

ジャニーズ事務所のタレントは人気があり、テレビに引っ張りだこなので、各テレビ局はジャニーズ事務所を悪く言うことは報道できない、となっていました。また各テレビ局は、親会社が大手新聞社となっており、大手新聞社もその兼ね合いから、この問題については触れてこなかったのです。

つまりは、大手新聞社、テレビ局の利害関係により、これほど大きな社会問題が30年以上にわたり黙殺されてきたのです。

そして大変な社会問題を新聞やテレビがあまり報じないというのは、この問題に限ったことではありません。日本には、ジャニーズ問題に匹敵するような、いやジャニーズ問題をはるかに超えるような大きな社会問題が、まったく報じられていないことは多々あるのです。

日本のメディアは〝特権階級〟

日本人はあまり気づいていませんが、日本の大手マスコミは、世界的に見れば異常な状況にあるのです。

まず、大手新聞社の新聞購読シェアの大きさです。

日本の読売新聞というのは、実は世界一の発行部数です。そして世界第2位は朝日新聞なのです。日本よりはるかに人口が大きいインドや中国でも、読売、朝日を超えるような新聞はないのです。

実は日本の読売、朝日、毎日のような全国の家庭で読まれている「全国紙」というのが、世界にはほとんどないのです。

世界の有名新聞のほとんどは、その地域地域で発行されているものです。たとえば、世界的に有名なアメリカの新聞「ニューヨーク・タイムズ」は、ニューヨークだけで発行されているものです。

またアメリカには「USトゥデイ」という全国紙があっても、発行部数は160万部にすぎません。だから日本の全国紙ように、「全国の家庭で読まれている」ものではないのです。

なぜ日本には、「全国の家庭で読まれる全国紙」があるのかというと、それは戦時中の「新聞統制」に由来しています。日中戦争から太平洋戦争までの間、政府は言論統制や物資統制の目的で新聞各紙の統合を進め、原則として「地方新聞は各県一紙のみ」となりました。

当時、日本で最大手だった読売、朝日、毎日は、ライバル紙が大量に減ることになり、必然的に購読シェアが大きく増えることになったのです。現在の巨大な大手新聞は、戦時中の新聞統制によって誕生したといえるのです。

しかも日本の大手新聞は、それぞれが全国ネットのテレビ局を保有したり、提携関係にあります。

読売新聞は日本テレビ系列、朝日新聞はテレビ朝日系列、毎日新聞はＴＢＳ系列、そして産経新聞はフジテレビ系列、日本経済新聞はテレビ東京系列です。日本の地上波のテレビ局ネットは、すべて大手新聞社と密接な関係があるのです。

つまり、たった５つの大手新聞社が日本の新聞とテレビを支配しているようなものです。これは、世界のメディア界から見れば異常なことです。

マスコミというのは、たくさんあってこそ健全な世論が形成されるものです。世界の国々では、たくさんの新聞社、テレビ局などがそれぞれ違った角度から報道します。だから、国民は、一つの事柄でもさまざまな面から知ることができるのです。

しかし日本の場合は、それがありません。たった５つの新聞社の意見が、マスコミ全体を支配してしまうことになるのです。

しかも、テレビ局は広告料が収入源となっており、スポンサーに対しては常に遠慮があります。その遠慮が、テレビ番組だけではなく、新聞記事にも影響されてしまいます。つまり、スポンサーに都合の悪いことは、テレビでも新聞でも報じられない、ということになってしまうのです。

国家権力側から見れば、日本のマスコミは非常に御しやすいものです。なにしろ、5つの新聞社を抑えれば、日本のマスコミ全体を抑えることができるのです。

しかも5つの新聞社は、国家による規制に守られ、**毒まんじゅうをたらふく喰らって肥え太ってきた**のです。いざというときは、いつでも政府のいうことを聞くのです。もちろん、それは国民にとっては非常に危険なことなのです。

新型コロナ・ワクチンに関するNHKの捏造報道

民間の大手メディアが、まともな報道ができていないのですから、公営放送であるNHKはもっとひどいものです。

NHKはコロナ期間中、民放以上に「コロナ・ワクチン絶対主義」的な放送を繰り返してきました。

それを象徴するのが、2023年5月15日に起きた21時のニュースでの捏造報道事件でしょう。

NHKは、このニュース番組の中で「ワクチン接種後に死亡した人の遺族の映像とインタビュー」を「新型コロナで死亡した遺族の映像」であるかのような報じ方をしたのです。「新型コロナを振り返る映像」としてこの遺族の映像は流れたのですが、ワクチン死亡者の遺族ということは音声でも字幕でも説明はなく「コロナで死亡した人の遺族」のような体になっていたのです。

捏造報道としか言いようのないものでした。

このワクチン接種後に死亡した人の遺族たちは、ワクチンの被害を世間に知ってもらうために、勇気を振り絞ってNHKの取材に応じたものでした。この取材には、ワクチン被害者遺族の会（正式名称は「繋ぐ会」）が窓口になっており、NHK側も「ワクチン被害者であること」は重々承知していたのです。

そして被害者遺族たちは、インタビューの中で切々と「コロナ・ワクチンの危険性」や

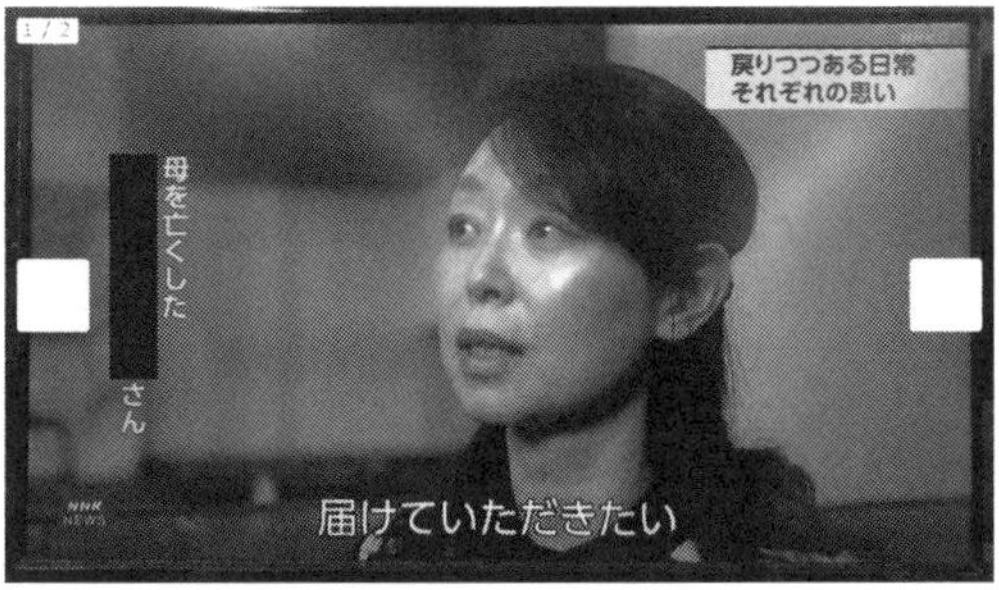

NHKのVTRに出演する「繋ぐ会」の遺族

「コロナ・ワクチン被害に対する国の対応の悪さ」を訴えたのです。

しかしニュースで流れた映像では、ワクチン被害者であることが巧妙に隠され、新型コロナで死亡した人の遺族であるかのようになっていたのです。しかも、インタビューの内容も、肝心な部分はまったく報じられなかったのです。

当然、ワクチン被害者遺族の会は抗議し、ネットなどでも大炎上しました。

こんな**あからさまな捏造報道**は、BPO（放送倫理番組向上機構）もさすがに放置できず、BPO審議入りとなりました。

NHKは、その後、21時のニュースなどで謝罪をし、担当者を数名、懲戒処分などを行いました。それでも、コロナ・ワクチン被害者の遺族の声を改めて放送することはありませんでした。

1万人が集まったワクチン反対デモもまったく報道されず

2024年5月31日、東京の日比谷でパンデミック条約に反対する大規模なデモが行われました。

パンデミック条約というのは、ざっくり言えば、今後、新型コロナのようなパンデミックが発生した場合、世界各国が統一のルールに従って対策を行うというものです。その主な内容は、

「WHOの指導力の強化」
「発展途上国へのワクチン等の支援」
「各国の国民のワクチン接種等の健康データの共有」

などです。

これだけを見ると、そんな危ない条約のようには見えないかもしれません。しかし、少し掘り下げてみると危ないことだらけなのです。

まず、「WHOの指導力の強化」についてです。

これは非常に危険です。WHOや日本政府などは、「パンデミック条約は、WHOの方針を各国の国民に強制的に従わせるようなものではない」と弁明しています。しかし今回の

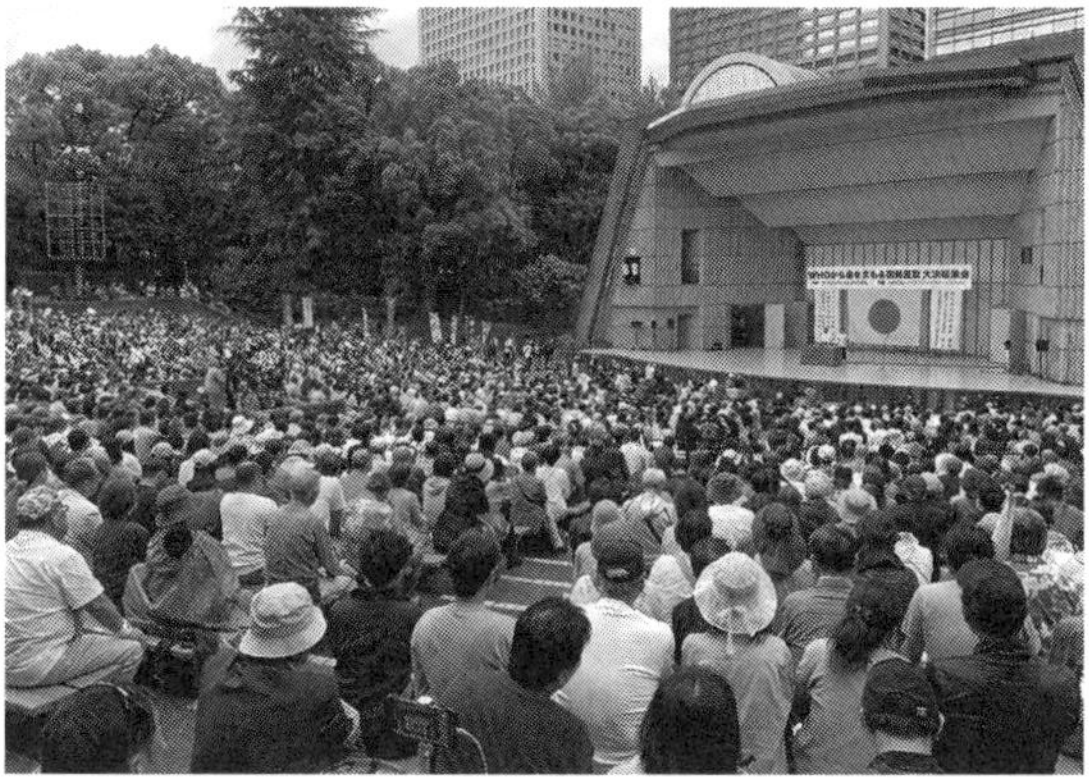

WHOから命をまもる国民運動のデモの様子

新型コロナ時でさえ、WHOの方針に、半ば強制的に各国国民が従わされました。コロナ・ワクチンを義務化した国もあります。

また、ワクチンパスポート等を発行して、ワクチンを打たなかった人は生活の制限を受けたりしたのです。日本でも、ワクチンを打たないと長い間、海外から帰国できないという法的拘束力がありました。

パンデミック条約によって、WHOの指導力を高めるとなれば、今回以上の**「事実上の強制」**が行われることになるのです。

また「発展途上国へのワクチン等の支援」もかなり危ない要素を含んでいます。天然痘や狂犬病など、完全に有効性と安全性が確立されたワクチンであれば、世界中に支援するのは必要なことだと思われますが、これはすでに世界中で支援されているものです。今回のパンデミック条約でやろうとしていることは、新型コロナ・ワクチンのような新種のワクチンをいち早く世界中に広めようという狙いなのです。

そもそも新型コロナ・ワクチンを発展途上国の多くは欲していません。

開発された当初こそ、新型コロナ・ワクチンの有効性がけたたましく喧伝されたので、世界中で奪い合いのような状態になりました。が、新型コロナ・ワクチンの接種を進めても、一向にパンデミックが収まる気配はなく、むしろワクチン接種後に感染爆発が見られるようになり、世界各国がワクチン争奪戦から手を引きました。

いつも国際支援を欲しがる北朝鮮も当初はコロナ・ワクチンを欲しがりましたが、先進国の感染状況等を見て、まったく欲しがらなくなりました。

そういう余計なワクチンを、発展途上国に押し付けることになるかもしれないのです。

そして一番恐ろしいのが「各国の国民のワクチン接種等の健康データの共有」です。

パンデミック条約では、各国が行うべきワクチン接種等の基準を設け、そのワクチンを接種しているかどうかの健康データを共有しようという動きがあるのです。ざっくり言えば新型コロナのときに、先進国の多くが取り入れようとした「ワクチンパスポート」を、世界規模で行おうとしているのです。

パンデミック条約がなかった新型コロナ禍でさえ国民生活に大きな制限をされたのに、同条約が締結されれば、それよりも大きな制限が課せられるのは間違いないのです。

しかもパンデミック条約の草案には当初、パンデミック時の**「デマの取り締まりや罰**

則」なども設けられていました。これは、反対する国が多かったので削除されたものの、パンデミック条約には、そういう意味合いもあったのです。

今回の新型コロナ禍において、当初はデマとされていたことが後々事実だったことが判明したことは多々ありました。コロナ・ワクチンに関しても、開発された当初から「このワクチンを打てば、むしろ感染が爆発する」「深刻な健康ダメージを受ける人が多く出てくる」と警告していた医療関係者はたくさんいました。しかし、それらの警告は当初デマとして扱われていたのです。

一部の医療関係者の勇気ある発言があったからこそ、コロナ・ワクチンから各国が早々に手を引いたわけです。もしこれらの発言がデマとして封じられていたら、今でも日本のようにまだ世界中でコロナ・ワクチンの接種が行われているかもしれません。

WHOや各国政府は「パンデミック条約はワクチンを強制したり言論を統制するものではない」と必死に言い訳しています。しかし新型コロナ禍で行われたワクチンの半強制や半言論統制よりも、さらに強い圧力が国民に加えられることは間違いないのです。

「パンデミック条約が危険だ」というのは、そのことなのです。

パンデミック条約の前に新型コロナ対応を検証しろ

そして、もっとも恐ろしいことは、WHOや各国政府は新型コロナ対応の失敗について、まったく検証していないことです。パンデミック条約などをつくる前に、まず大前提として新型コロナ対応を検証すべきはずです。

WHOや各国政府は、「長期的な安全がまったく確立されていない未知のワクチン」をなぜか「絶対に安全なもの」として世界の人々に推奨しました。それは推奨というより強制に近いものでした。実際に先進国の中では事実上、強制接種となっていた国もあります。

今後、新型コロナ・ワクチンの被害は、どんなに隠そうとしても明るみになってくるでしょう。そうなるとWHOや各国政府の保健責任者は、重大な責任を追及されることになります。パンデミック条約は、その新型コロナ・ワクチンの失敗をどうにかして封印してしまおうという意図が見えて仕方がありません。

だからこそ、パンデミック条約に対しては世界中で反対の声が上がっているのです。

日比谷のデモでは、1万人以上の人が集まる近年にない大規模なものだったのに、日本のメディアではほとんど報じられませんでした。が、外国のメディアではちらほら報じられました。

なぜ日本のメディアが報じなかったのか？　というと、パンデミック条約は製薬会社の利権に大きく絡んでおり、製薬会社が日本のメディアの大スポンサーだったからです。

まるで**世界の終わりを描くSF映画のようなこと**が、現実に起こっているのです。

本当に注意深くアンテナを張っていないと、簡単に命を取られてしまいます。

第6章

なぜ国はコロナ・ワクチンの健康調査をしないのか？

ここまで見てきたように、２０２１年の中ごろを境にして、日本人の死亡や健康被害が激増しています。

２０２１年の中ごろに何があったのかというと、ご存じの通り、新型コロナ・ワクチンの接種が全国民的に開始されたのです。当然、新型コロナ・ワクチンがまず第一の容疑者として疑われ、徹底的に調査をすべきとなるはずです。

そして、あまり大手メディアで報じられることはありませんが、新型コロナ・ワクチンは最近になって次々と副反応被害が明らかになってきているのです。

「超党派の議員連盟」「ワクチン被害者の会」結成も報じられず

２０２２年６月には超党派の国会議員十数名による「子どもへのワクチン接種とワクチン後遺症を考える超党派議員連盟」がつくられました。

この会は、自民党の山田宏参議院議員、立憲民主党の川田龍平参議院議員などが発起人となってつくられたものです。穏健的な名称となっていますが、ワクチンに疑問を呈し、ワクチン後遺症やワクチン被害者の遺族の救済を目的とした会です。

ようやく国会議員も動いてくれたか、というところです。

ところが、この会がつくられたことは、一部の地方紙が報じただけで、大手メディアはほとんど報じませんでした。

また2022年10月には、ワクチン被害者の会（ワクチン被害者を繋ぐ会）がつくられました。

この会は、ワクチン接種後数日で死亡した人の遺族を中心につくられたものです。健康に暮らしていた人がワクチン接種後、数時間から数日で死亡したにもかかわらず、国からは「因果関係不明」とされ何の補償も受けられない人が続出しており、その多くは泣き寝入りを余儀なくされていました。

そういうワクチン被害が増加し続け、さすがにもう黙っていられないということで、被害者の会がつくられたわけです。

この「ワクチン被害者を繋ぐ会」は、幾度か記者会見を行ったにもかかわらず、地方紙が取り上げる程度で、大手メディアは一切取り上げませんでした。ここにも、**日本のワクチンを取り巻く環境の異常**があらわれています。

山中伸弥教授の重大な責任

コロナ・ワクチンに関しては、多くの医師や大学教授などが強く推奨しました。コロナ・ワクチンを推奨してきた医師や大学教授などにも大きな責任があります。

その代表格が山中伸弥教授です。

山中伸弥氏は、ノーベル生理学・医学賞を受賞した日本を代表する医学研究者です。

この山中教授は、コロナ・ワクチンの接種が始まるとき、強力にコロナ・ワクチンを推進する発言をしています。

山中教授は国民に呼びかける動画の中で、

「このワクチンは感染からあなたを守ります。多くの人がワクチンを打てば社会全体の感染が減ります」

「将来何か起こるかもしれないというのはデマです」

「発熱などの副反応は多くの人で起こるが数日で必ず治る」

と明確に述べています。この動画は現在も残っているので、気になる人はぜひ確認してください。

山中教授のこれらの発言は、今となってはすべてはずれていることがわかります。

山中教授は「このワクチンは感染を防ぐ」と明確に述べているものの、ご存じのようにこのワクチンは感染を防ぐことはできず、むしろワクチン接種が始まってから感染爆発が起きました。

また「将来何か起こるかもしれないというのはデマ」という言葉も、まったくウソであり、**この言葉自体がデマ**だったのです。そもそも山中教授のこの言葉は、非科学的なものでした。コロナ・ワクチンはわずか数か月の治験しか行っていないのだから、将来何が起きるかは誰も知らなかったのです。いくら医学の権威者でも、わずか数か月の治験しか行われていないワクチンが、「将来的に絶対安全」などと断言できるはずはなかったのです。

しかし山中教授は、こんなにデタラメなことを明確に述べているのです。

この山中教授の発言には、重大な社会的責任がともないます。

山中教授は、よくメディアにも登場し、テレビの教養番組などでも解説をしていました。国民にとっては、顔なじみである、しかもノーベル生理学・医学賞という世界で最高の賞をとった人です。国民は、絶対の信頼と尊敬を持っていました。

その山中教授が、「このワクチンはあなたや社会を守る」「将来何か起こるようなことは絶対にない」と断言しているのです。多くの国民がそれを鵜呑みにしてしまっても仕方がないことです。

山中教授は、一市民としてワクチンを推奨したわけではありません。医学界の最高権威者の立場で発言しているのです。自分の発言が多くの国民の健康に影響することはわかっていたはずです。「誰にだって間違いはある」というレベルの簡単な話ではないのです。

コロナ・ワクチンの接種前までは頻繁にテレビなどに出ていた山中伸弥教授は、コロナ・ワクチン接種が始まって感染爆発が起きてからはあまりテレビに出なくなりました。昨今では、たまにメディアに出ても、コロナ・ワクチンの話は一切しなくなりました。

「コロナ・ワクチンは感染防止にはまったくならなかったこと」

「コロナ・ワクチンによって多くの人が亡くなったり重い後遺症に苦しんでいること」

このことに関して、山中教授は責任を取る義務があると筆者は思います。

自分の過ちを認め、コロナ・ワクチン被害者の救済に全力を挙げる。

それをしなければ山中伸弥教授は、これまでの名誉をはく奪されるだけではなく、その汚名を歴史に残すことになるでしょう。

コロナ・ワクチンは当初は感染を防ぐ目的だった

コロナ・ワクチン接種が開始されてもう3年以上も経っているのだから、この施策において検証が必要です。

そしてコロナワクチン接種を検証したとき、最初からこの施策は大きな失敗をしていたことがわかります。

というのも、コロナ・ワクチンは当初は「感染を防ぐことが目的」でしたが、この目的はまったく果たされなかったからです。ご存じのように、コロナ・ワクチン接種が始まってしばらくすると、今まで以上の感染爆発が起きました。しかも感染者は、コロナ・ワクチン接種者のほうが多かったのです。

そのため政府や政府御用達の専門家たちは「感染予防」という言葉を使わなくなり、「重症化予防」に言い換えるようになったのです。

しかしワクチン接種開始当初は、間違いなく「感染予防」を目的としていたのです。

ワクチン担当相だった河野太郎氏も明確に「感染予防になる」と明確に述べていますし、

コロナ・ワクチンの案内書にも「感染予防のため」と明記されています。

政府のワクチン接種のCMでもサッカー選手が「思いやりワクチン」というフレーズで「周囲の人にうつさないようにワクチンを打とう」というセリフを述べていました。

よくよく冷静に考えてください。

すでにこの時点でおかしいでしょう？

感染予防のためのワクチンがまったく感染予防になっていなかったとなれば、まずはワクチンを中止するのがごく当たり前の対応のはずです。ましてや、突貫工事でつくられた安全性の確立されていないワクチンなのだから、当初の効果がなかったならすぐにやめて検証すべきなのです。

しかし日本政府はそうせずに、「重症化予防」と言い換えて、ワクチン接種を無理やり継続してしまいました。


「コロナの感染を防ぐという当初の目的はまったく果たせなかった」

「ワクチンとしては現段階ですでに史上最悪の被害を出している」

「長期的な臨床試験をしていないので、将来どういう影響が出るか誰にもわからない」

「ワクチン開始以降、謎の死亡数が激増している」

この4項目だけでも見てください。

これは、絶対に動かない歴然たる事実です。

この4つの重大な事実があるにもかかわらず、まだコロナ・ワクチンを強引に推奨し続けているのです。

またコロナ・ワクチンを推奨してきた専門家、政治家、メディアの方々、この4つの事実をしっかり正視してください。

この事実について反論はありますか？

この4つの事実が歴然と存在するにもかかわらず、まだコロナ・ワクチンを推奨しますか？

この4つの事実を無視してコロナ・ワクチンを推奨することは科学的なことですか？

人道的にはどうですか？

ぜひぜひぜひ、山中伸弥教授に答えていただきたいものです。

なぜ山中教授は手放しでコロナ・ワクチンを推奨したのか？

それにしても、山中伸弥教授をはじめとする研究者、医療関係者たちはなぜコロナ・ワクチンを手放しで推奨してしまったのでしょうか？

長期的な治験をまったくしていないワクチンなのだから、将来どんな影響が出るかは誰にもわからなかったはずです。

だから山中教授の「将来何か起こるというのはデマです」と言い切った発言は、絶対に科学的ではありません。何かあったとき、大きな責任を負わされるわけですし、素人でもわかる**明らかな「勇み足」の発言**です。

山中教授もそのくらいのことはわかっていたはずです。なのに、なぜあんな愚かな発言をしたのでしょうか？

大きな要因の一つとして、経済問題があるのではないかと筆者は思います。

というのも、現在の医学系の研究者は、研究資金の大半を国か製薬会社に頼っています。だから国の政策や製薬会社の意向に逆らうことなどは、なかなかできないのです。

もちろん、それで山中教授の責任が軽くなるわけではありません。同じ研究者であっても、「おかしいものはおかしい」「危ないものは危ない」と発言している人たちもたくさんいるからです。

また山中教授をはじめとするコロナ・ワクチン推奨者たちも、これほどワクチンがポンコツだったとは想像がつかなかったと思われます。コロナ・ワクチンが開発された当初は、非常に有効で絶対に安全であり、コロナ・ワクチンさえ接種すれば、コロナ禍は収束すると言われていました。そのため、世界中でワクチンの争奪戦が起きたほどです。

それなのにふたを開けてみると、ワクチンを接種した国はコロナが収束するどころか、以前に増して爆発的に感染が増えました。しかも日を追うごとに、コロナ・ワクチン後遺症の深刻さが明らかになってきました。

おそらく、山中教授をはじめコロナ・ワクチンを推奨してきた専門家たちも、今となっては手放しで推奨したことを後悔しているはずです。

でも、今さら引っ込みがつかないし、あまりにも被害が拡大してきたために、もし誤りを認めたら途轍《とてつ》もなく大きな責任問題となってしまいます。そのため今は、どうにかしてやり過ごそうとしているものだと思われます。

しかし、これほどの大きな薬害をやり過ごすなどということは不可能です。時間が経てば経つほど、推奨者たちの責任は重くなります。

なぜレプリコン・ワクチンを導入？

新型コロナ・ワクチンで大きな被害を出しているにもかかわらず、また新型コロナは致死率もほとんど風邪と変わらない程度になったにもかかわらず、政府はまだコロナ・ワクチン接種を続けようとしています。

しかも、2024年10月からレプリコン・ワクチンという新しいタイプのワクチンが導入されます。これまでの新型コロナ・ワクチンもmRNAワクチンという新しいタイプのワクチンでしたが、レプリコン・ワクチンはさらに新しいタイプのものなのです。

このレプリコン・ワクチンはアメリカの製薬会社が開発し、ベトナムで治験が行われました。が、アメリカでもベトナムでもまだ承認されていません。にもかかわらず世界で唯一、**日本でだけ承認された**のです。

繰り返しますが、現在、新型コロナの致死率は普通の風邪とほとんど変わりません。日本脳炎や天然痘などの致死率の高い感染症とはわけが違うのです。しゃにむにワクチンを打って回避しなければならない怖い病気ではないのです。

にもかかわらず、世界でどこも承認していない新タイプのワクチン、しかもワクチン開発には必須である「長期的な治験」がまだ行われていないワクチンを導入しようというのです。

レプリコン・ワクチンも、これまでのコロナ・ワクチンと同様に、人体への長期的な影響はまったくわかっていません。

もしコロナ・ワクチンが当初の喧伝通りに目覚ましい効果を挙げていたり、ワクチンで健康被害にあわれた方にも手厚いフォローがされてきたのであれば、レプリコン・ワクチンの導入も理解できます。

しかしコロナ・ワクチンは、感染予防にも重症化予防にも、喧伝されてきたような明確な効果は日本ではないのです。

しかもワクチンで健康被害にあっても、なかなか認めてくれず補償も治療もまともに受けられないのです。そういう状況で、従来のコロナ・ワクチンをさらにエスカレートさせたレプリコン・ワクチンを導入するという判断が、どうやったらできますでしょうか？レプリコン・ワクチンの導入などを考える前に、まずこれまでのコロナ・ワクチンを徹底的に調査すべきでしょう。

世界中でコロナ・ワクチン訴訟が始まった

今、**世界中でワクチンを糾弾する動き**が始まっています。

新型コロナ最大の被害国であり、新型コロナ・ワクチンの開発国でもあるアメリカで、その動きがもっとも激しいといえます。

アメリカ・フロリダ州では２０２１年11月の段階で、職場でワクチン接種を義務づけることを禁止し、２０２２年３月には子供へワクチンを接種しないように勧告、また２０２３年にはワクチンが重大な健康被害を及ぼすという警告を発しています。

またテキサス州では２０２３年11月、ケン・パクストン司法長官が、コロナ・ワクチンを開発したファイザー社に対して、ワクチンの有効性の説明に偽りがあったとして提訴しました。

パクストン氏は、ファイザー社の「ワクチンの有効性は95％」という主張は、わずか2か月の臨床試験データに基づくもので誤解を招いた、またワクチンの接種が始まった後も、新型コロナの流行は拡大したと主張しました。そして消費者を保護するテキサス州の法律に違反したとして、1000万ドル強の罰金を求めています。

ドイツなどでも、コロナ・ワクチン接種により後遺症を発症したとして製薬メーカーを相手取った裁判が始まっています。

さらに日本でも2024年4月に、コロナ・ワクチンの被害者やその遺族の方々13人が、国に対して賠償を求めて訴えました。

訴えの内容はざっくり言えば「国はワクチンの危険性をきちんと明示せずに無責任に推奨した」というものです。まさにその通りとしか言いようのない訴えです。

この訴訟は、非常に珍しいことに、大手メディアも報道したのです。国や大手メディアは、これまでまるでワクチンの被害など一切出ていないかのように、この手の報道はまったくしてきませんでした。

が、ここにきてさすがにもう無視できないとなったのでしょう。

今後、コロナ・ワクチンに関しての裁判は世界中で増加すると考えられます。

NHKの「あさイチ」でもコロナ・ワクチン後遺症の特集が

これまでコロナ・ワクチンの健康被害については、ほとんど報じてこなかった日本のマスコミでも、さすがにここまで被害が大きくなると報じざるを得なくなってきたようです。

NHKのテレビ番組「あさイチ」では、2024年8月にコロナ・ワクチン後遺症の特集が放送されました。これは、「コロナ・ワクチン後遺症の救済制度」を紹介するという趣旨でしたが、実際にコロナ・ワクチン後遺症で苦しんでいる方なども紹介されていました。

また、この番組の放送中には、視聴者からたくさんのメールなどが寄せられました。

母親がワクチン接種直後に難病を発症し亡くなり、救済制度を申請して結果を待っているという方の「ワクチンとの関連を疑っていると伝えるだけで何度も心ない言葉を浴びてきました。社会全体がワクチンを疑う雰囲気を許さず、被害者を追い詰めてきたことも報道して欲しい」という意見も紹介されました。

この放送中、出演者の博多華丸大吉さんなどは、苦虫をかみつぶしたような顔をずっとしていました。というのも、この「あさイチ」では、以前に「陰謀論の特集」をしており、その中で**「コロナ・ワクチンを疑う人のことを陰謀論に染まった危ない人」**として紹介していたからです。

また前述したように、NHKではニュース番組で「コロナ・ワクチン接種後に亡くなった人の遺族」を「コロナ犠牲者の遺族」であるかのような報じ方をして問題になりました。それらの経緯を見ると、この「あさイチ」でのコロナ・ワクチン後遺症の特集は、「手のひらを返した感」は否めませんでした。

コロナ・ワクチン被害に対する裁判などが日本を含む世界中で始まり、被害が隠しようもなくなったので、方針を転換したものと思われます。

もちろん、以前のまま「コロナ・ワクチンは絶対に安全」「コロナ・ワクチンの被害などほとんどない」という誤った報道を続けるよりは、全然マシだといえます。しかし視聴者（国民）から「今さらワクチンのリスクを言われても遅い」という批判は当然、起こるはずです。

一番の問題は国が健康調査をしようとしないこと

コロナ・ワクチン政策において、もっとも重大な問題は、自治体がワクチン接種者と未接種者の感染率、死亡率などのデータを一切公表していないことです。いや、公表していた自治体も、今では公表をやめてしまっているのです。

これまで何度か触れてきたように、日本は、ワクチン接種に関する包括的な追跡調査をほとんど行っていません。

ワクチン接種回数ごとの感染率、重症化率、死亡率、新型コロナ以外での死亡率等々は、絶対に行わなければならなかったはずです。しかし、浜松市や大阪府など一部の自治体が行っていただけです。しかもそのデータも、ワクチンに都合の悪いものだとわかるとすぐに隠蔽されてしまいました。政府にとって都合の悪いデータを隠すために公表をやめてしまったとしか考えられないのです。

これまで述べてきたように、現在の日本では明らかに何か大変な異常事態が起きています。

「有名人の死亡が異常に増えている」
「国民全体の死亡数、死亡率も異常に増えている」
「有名人の重篤な病気が異常に増えている」
「新型コロナ・ワクチンで史上最悪の死亡被害、重篤被害が出ている」

これらの異常事象は、どれ一つをとっても徹底的に検証をしなければならない重大なものです。そういう重大な事象が、いくつもいくつも生じているのです。これについて、詳細な調査が必要なことは言うまでもないはずです。

もうワクチン接種が始まってから3年以上経ちました。

もし、政府がまともな追跡調査をしていれば、相当なことがわかったはずです。日本は世界でもっともワクチン接種率が高いのに、感染率や死亡率も世界最悪になってしまったことなども、データを分析していればかなり早い段階でわかったはずです。このような**ブザマなことにはならなかった**はずです。

今でもコロナ・ワクチンを推奨する専門家はかなりいます。しかも彼らが根拠とするのは、いまだに製薬会社が出した初期データばかりです。日本で収集したデータはないのです。3年間もの期間があるのですから、そのデータの蓄積を使えば国民にわかりやすくワクチンの功罪を説明できるはずです。ワクチンが有効で安全だというのであれば、日本国内でのデータを用いて証明すればいいだけの話です。それなら国民も納得するはずです。

しかし、ワクチン推進者たちはそれができないのです。

これは、**政府がまともにデータを収集していない**ことを意味しています。

突貫工事でつくられたワクチンなのですから、丹念な追跡調査は不可欠だったはずです。しかし日本政府はそういう追跡調査は一切、行っていないのです。いまだにワクチンの有効性、危険性については、アメリカCDC（疾病予防管理センター）や製薬会社のデータから引用するしかないのです。

コロナ・ワクチンを打って後悔している方へ

今となっては、多くの方がワクチンを打ったことに後悔をしていると思います。

後悔まではしなくても、国民の大半がもうこれ以上は打ちたくないと思っているはずです（昨今の接種率から見ても）。

ワクチンを打った方にとって自分が打ったワクチンが、実は危険なものだったことは、なかなか認めがたいものだと思います。が、ワクチンを打った方は悪くないのです。ワクチンのリスクをまったく伝えずに、「思いやりワクチン」などと無責任な喧伝をしてきた国、自治体、メディアが悪いのです。「まさか国や自治体が、あれだけ強く推奨するものが悪いものであるはずがない」と普通の人は思うでしょう。

ワクチンを打って身体の調子が悪くなった方は、早めに「ワクチン後遺症」を診てくれる病院に診察を受けたほうがいいと思います。普通の病院では、なかなかワクチン後遺症は診てくれず「気のせいだ」などと言われて嫌な思いをすることが多いようです。

このワクチンにはさまざまな副反応があり、重篤な症状もあることは、国も製薬会社も認めていることなのに、です。

が、医者の中にも良心的な人たちもおり、そういう医者たちによって少しずつ救済の道が開かれようともしています。

その代表的なものが**「全国有志医師の会」**です。この全国有志医師の会は、子供たちへのコロナ・ワクチン接種に疑問を持った有志医師たちによってつくられたものです。現在、医師480人、歯科医師190人、獣医師82人、その他の医療従事者893人が加入しています。この全国有志医師の会では、コロナ・ワクチン後遺症の相談や治療なども受け付けているので、サイトなどで確認してみてください。

またワクチンの解毒の方法を紹介する書籍も出版されたりしています。

ただ解毒の方法などは、民間療法の本もたくさん出ているものの、民間療法はなるべく手を出さないほうがいいと思います。民間療法は「玉石混交」が激しく、なかなか短時間でいいものを探し出すのが難しいからです。

大阪市立大学名誉教授の井上正康氏の本が一番、安全だと筆者は思います。免疫学のプロパーとして公にも認められた人でありながら、コロナ・ワクチンの危険性を当初から訴えていた人です。

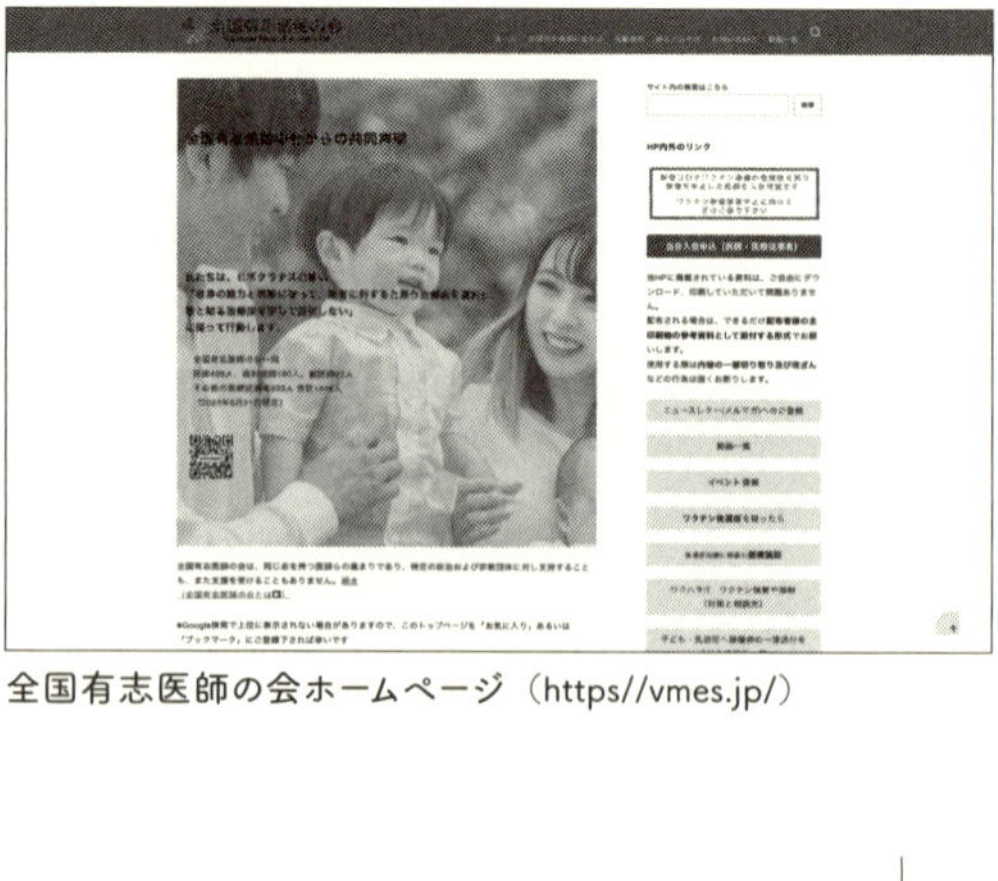
全国有志医師の会ホームページ（https//vmes.jp/）

ただし、これも必ずご自分で調べて、ご自分の責任で行ってください。くれぐれも国や大手メディアに惑わされず、自分の身は自分で守るという意志で行動していただきたいと思います。

本当は、国や大手メディアが国民の生活を守ってくれるべきなのに、この国ではそういう当たり前のことができなくなっているのです。

今もコロナ・ワクチンを信じている皆様へ

今もコロナ・ワクチンの有効性、安全性を信じている方はたくさんいると思います。

あなたたちは何も悪くないのです。政府やマスコミ、医学専門家の多くがこのワクチンを強く推奨したのだから、それを信じてしまうのは当たり前ともいえます。

ただ、国や権威者の発信する情報でも間違っていることがあると判明しているのですから、これからは彼らの情報を鵜呑みにするのではなく、自分で情報を取りに行き、真実を確認しなければなりません。

「自分はワクチンを複数回打っても何ともなかったし、周囲にはワクチンで死んだ人もいない。ワクチンでたくさん犠牲が出ているなんてデマだ」

と思っている方もいるでしょう。

確かに現在、国がワクチンとの因果関係が否定できないと認めた死亡者は８００人程度なので、「ワクチンで死んだ人が周囲にいない」というのは事実でしょう。しかし、あなたの周囲に「元気だったのに突然死んだ人」や「急に体調を壊した人」はいませんか？

この2～3年で通常よりも40～50万人も多くの人が亡くなっているのです。割合にすれば、数百人に1人くらいになります。直接の知り合いではなくても、間接的な知り合いが突然亡くなったということはありませんか？

筆者も直接の知り合いで突然亡くなった人は知りません。しかし自分の知り合いの母親が急死したというケースは2件ありましたし、元気だった自分の叔父が急にがんを発症しています。

しかも今回のコロナ・ワクチンの恐ろしいところは、「現在どうもなくても将来どういう影響が出るのか誰もわからない」という点です。なにしろ長期的な治験はされていないし、これまでに実用化されていないｍＲＮＡという新しいタイプのワクチンなのです。

今、元気でいる人が急に亡くなったり、重い病気になったりすることもあり得るのです。本書でも見てきたように、すでにそういうケースが多発しているのです。

ワクチン後遺症になれば、治療法も確立されておらず、国の補償もなかなか受けられないので、**大変な目にあう**のです。

実際に、現在そういう目にあっている方はたくさんいるのです。

またコロナ・ワクチンの被害情報についてはある程度知っていても、

「コロナ・ワクチンは被害もあったかもしれないけれど、それは少数であり、メリットのほうが大きい」

と考えている方も多いようです。

そういう方にとって、この本に書かれていることは衝撃でしょう。

しかし、この本では、筆者だけが極秘に知っている情報などは一つもなく、すべては一般に公開されている情報をただ整理しただけです。だから、もし信じられないようでしたら、ご自分で調べれば、すぐに事実かどうかは確認できるはずです。

たとえば、世界のワクチン接種状況だけでもご自分で調べてみてください（NHKのサイトに載っています）。本当に日本人は世界で断トツのワクチン接種率であり、特に2022年以降の接種回数は群を抜いているのです。にもかかわらず、世界で最後までコロナ禍が続いていたのです。

しかし、この本をここまで読んできても、まだ考えが変わらないようでしたら、筆者としては、これ以上説得する術《すべ》はありません。ご自分の体なので、最後はご自分で判断するしかないでしょう。

でも、一つだけ提案があります。

コロナ・ワクチンが安全か安全じゃないかを別にしても、人類が初めて実用化したコロナ・ワクチンであり、長期的な治験は行われていないワクチンなので、健康調査は絶対に必要ですよね？　だから、コロナ・ワクチン接種者の全件健康調査は今後、定期的にすべきだと思いませんか？

それは、新しいワクチンの実用化において当然すべきことです。なので、コロナ・ワクチン接種者の健康調査をすることは、賛成していただけないでしょうか？

もちろん、それは**あなたの今後の健康管理にもつながる**はずです。またコロナ・ワクチンを信じているのであれば、健康調査をすることはワクチンの正当性を証明することにもなります。悪いことは一つもないはずです。

自分や家族を守るために、これにはぜひ賛成していただきたいのです。

この本を読んでくださったすべての皆様へ

この本を読んでくださったすべての皆様に、著者からお願いがあります。

前項でも述べましたが、この本に書かれていることを信じる信じないにかかわらず、コロナ・ワクチン接種者に関する定期的な健康調査は、絶対に必須だと思われます。だからSNSでも何でもいいので、コロナ・ワクチン接種後の追跡健康調査の必要性を訴えていただきたいのです。

国民の声が大きくなれば、国も動かざるを得なくなります。

もちろん本来であれば、言われなくても国が当然しなくてはならないことです。というより、ワクチン接種を開始する当初は「安全性の調査は必ず行い、国民に公表する」ことが前提になっていました。

しかしコロナ・ワクチンが想定されていたよりも**はるかにポンコツ**だったので、国としては情報をできるだけ隠蔽するという態度に出てしまいました。そして一度ウソをつけば、そのウソを隠すためにまたウソを重ねなくてはならない状況に陥っているのです。

今、国に対して、「コロナ・ワクチン接種者の健康調査をさせる」のは大変なことです。政府や厚生労働省は全力を挙げて、コロナ・ワクチンの効果のなさや被害の大きさを隠そうとしています。それをこじ開けるのは容易なことではありません。

しかし今、これをやらないと、**日本人いや世界人類の大きな災い**を覆い隠すことになります。ぜひぜひXでの一言でもいいので、健康調査の必要性を訴えていただきたいと思っております。

その際、必要であれば、本書の内容を一部コピー等をしてもかまいません。全文掲載されたりすると、さすがに関係各位に迷惑がかかるのでそれは許容できませんが、数ページのコピペ等であれば全然かまいません。

またワクチン接種後の健康調査にあたっては、第三者機関の設置が必要です。厚生労働省はこれまでもワクチンの効果や安全性のデータについて、改ざんや隠蔽が行われてきたからです。そして誰もが一目瞭然の形で、データが公表されるようにされなければなりません。調査方法やデータに不審な点があれば、誰もがすぐに気づけるように、です。

おわりに

本書の校正作業をしているとき、また悲しいニュースが入ってきました。

俳優の西田敏行さんが亡くなったのです。

西田さんは76歳、死因は虚血性心疾患とのことです。いろいろな持病を抱えていましたが、別に闘病中というわけではなく、亡くなる直前まで普通に仕事をしていたそうです。

そして西田さんは、**どうやら死ぬ直前にレプリコン・ワクチンを接種していた**ようなのです。

というのも、福岡の細川博司医師が実名でそのことをXで投稿されているのです。細川医師の投稿によると、西田さんは主治医のすすめで新型コロナのレプリコン・ワクチンを接種し、その4日後に急死したということです。また同じ内容の投稿をする医師も複数見られました。

細川医師のこの投稿は、2024年10月25日現在で400万回以上閲覧されており、メディアがまったく取り上げていないにもかかわらず、ネット上でかなり話題になりました。

レプリコン・ワクチンの製造元である明治ファルマ社は「レプリコン・ワクチンに関する悪質なフェイクニュースには断固とした法的処置を取る」と明言していますが、今のところ西田敏行さんの件についてはまったく言及していません。もし西田さんがレプリコン・ワクチンを接種していなければ、明治ファルマ社は真っ先に抗議をするはずでしょうが、2024年10月25日現在では、そのような兆候はまったくありません。

もちろん西田敏行さんの死因は「虚血性心疾患」であり、現在のところワクチンは関係ないことになっています。だから西田敏行さんの死因をコロナ・ワクチンだと判断するのは早計です。

しかし何度も言うように、コロナ・ワクチンは通常のワクチンの何十分の一という短期間で開発された**「試運転ワクチン」**なのです。人体にどんな影響が出るのか、これからわかってくるという未完成のものです。

そして薬害というのは、因果関係が判明するまで非常に時間がかかるものです。薬害事件というのは、そのほとんどが当初は「因果関係がない」とされていたけれど、後になって因果関係があることがわかったというケースばかりなのです。

だからコロナ・ワクチンにおいて、現在、絶対に必要なことは因果関係うんぬんではなく、包括的な健康調査なのです。

「ワクチンの接種者と未接種者の健康調査を実施し、統計的な分析を行う」

これが、もっとも求められていることであり、試運転ワクチンにおいては最低限しなければならなかったことなのです。


コロナ・ワクチンが安全か安全でないかを、ネット上でああだこうだと論じて、国民同士がいがみ合うよりも、一度ちゃんとワクチン接種者と非接種者の徹底的な健康調査を行えば、結果は出るはずです。というより、これはコロナ・ワクチン事業においての最低限の義務だったはずです。

ワクチンを信じている人も、ワクチンの効果や安全性を徹底的に調査してもらったほうがいいでしょう？

筆者は、ワクチンを推奨してきた政治家、厚生労働省、医療関係者などにこう言いたいです。

「なぜ調査をしないのだ?」
「調査をしないことがコロナ・ワクチンに疑惑を抱かせる最大の原因じゃないか!」
「もういい加減にしてくれ! **このままでは本当に日本は滅びるぞ**」

最後に、ビジネス社の唐津隆氏をはじめ本書の制作に尽力いただいた方々にこの場をお借りして御礼を申し上げます。

2024年晩秋　著者

＜著者略歴＞

大村大次郎（おおむら・おおじろう）

大阪府出身。元国税調査官。国税局で10年間、主に法人税担当調査官として勤務し、退職後、経営コンサルタント、フリーライターとなる。執筆、ラジオ出演、フジテレビ「マルサ!!」の監修など幅広く活躍中。主な著書に『財務省に学ぶ情報弱者から金を騙しとる方法』『亡国の脱税』『なぜ副業すると税金還付になるのか?』『2024年法改正対応版　相続税を払う奴はバカ!』『金持ちに学ぶ税金の逃れ方』『18歳からのお金の教科書』（以上、ビジネス社）、『世界で第何位？　日本の絶望ランキング集』『あらゆる領収書は経費で落とせる』（以上、中公新書ラクレ）、『会社の税金元国税調査官のウラ技』（技術評論社）、『おひとりさまの老後対策』（小学館新書）、『税務署・税理士は教えてくれない「相続税」超基本』（KADOKAWA）など多数。

なぜ有名人が次々と死んでいるのか？

2024年12月13日　第1刷発行
2025年2月1日　第2刷発行

著　者　大村 大次郎
発行者　唐津 隆
発行所　株式会社ビジネス社
〒162-0805　東京都新宿区矢来町114番地 神楽坂高橋ビル5F
電話　03(5227)1602　FAX　03(5227)1603
https://www.business-sha.co.jp

〈ブックデザイン〉大谷昌稔
〈本文組版〉茂呂田剛（エムアンドケイ）
〈印刷・製本〉中央精版印刷株式会社
〈営業担当〉山口健志
〈編集担当〉本田朋子

ISBN978-4-8284-2688-4